# 员工
# 心理驱动力

张子晨 著

中国财富出版社

**图书在版编目（CIP）数据**

员工心理驱动力 / 张子晨著 . —北京：中国财富出版社，2015.7
ISBN 978 - 7 - 5047 - 5768 - 5

Ⅰ.①员…　Ⅱ.①张…　Ⅲ.①职工—心理保健　Ⅳ.①R161

中国版本图书馆 CIP 数据核字（2015）第 139445 号

| | | | |
|---|---|---|---|
| 策划编辑 | 黄　华 | 责任印制 | 方朋远 |
| 责任编辑 | 戴海林　吴伊文 | 责任校对 | 饶莉莉 |

| | | | |
|---|---|---|---|
| 出版发行 | 中国财富出版社 | | |
| 社　　址 | 北京市丰台区南四环西路 188 号 5 区 20 楼 | 邮政编码 | 100070 |
| 电　　话 | 010 - 52227568（发行部） | 010 - 52227588 转 307（总编室） | |
| | 010 - 68589540（读者服务部） | 010 - 52227588 转 305（质检部） | |
| 网　　址 | http://www.cfpress.com.cn | | |
| 经　　销 | 新华书店 | | |
| 印　　刷 | 北京京都六环印刷厂 | | |
| 书　　号 | ISBN 978 - 7 - 5047 - 5768 - 5/R · 0084 | | |
| 开　　本 | 710mm × 1000mm　1/16 | 版　　次 | 2015 年 7 月第 1 版 |
| 印　　张 | 13.5 | 印　　次 | 2015 年 7 月第 1 次印刷 |
| 字　　数 | 207 千字 | 定　　价 | 35.00 元 |

# 前　言

　　员工是企业的核心竞争力，企业对员工的重视程度如何，往往会决定企业的发展。在世界五百强企业当中，员工是管理者最为关注的焦点，管理者十分清楚，无论企业的发展模式如何适应市场，最终的执行人仍旧是员工，只有关注员工，提升员工的工作能力，企业的每一步发展才能得到最终的保障。

　　有句话叫"知人知面不知心"。虽然这句话多用于贬义，但却是事实，对于一个人最难了解的就是他的内心世界。能够真正了解一个人很难，在环境复杂、员工众多的企业当中，管理者要想了解每一位员工的心理就更是难上加难，因此，管理者就要放弃研究个人，而转向对群体的研究。

　　员工的心理变化就像一幅地图，绘制起来十分困难，一旦绘制成功，就会为企业的管理者节约许多时间成本，让企业管理者可依据员工的心理变化，找到相应的应对方式，从而将员工负面心理消灭在萌芽状态。

　　绘制员工心理地图可从以下几方面入手。第一，了解员工的需求，只有明确需求，管理者才能走进员工的内心世界；第二，对员工的情绪进行研究，即明确员工情绪的来源，找到源头，找到解决的方法；第三，了解员工的情感，这里的情感并非指员工的个人感情，而是指员工用怎样的感情去面对工作、面对企业；第四，关注员工的心理健康，身体上的健康，可以通过体检等方式查出来，但心理是否健康，是无法从外表进行判断的，而员工的心理健康状态往往影响着他的工作效率及工作态度；第五，发现职场常见的心理障碍，我们常说，只有发现问题，才能解决问题，企业的管理者只有了解常见的障碍，才能对员工的表现给出正确的判断，从而快速地解决问题；第六，管理者要强化自身，做个"EAP 型"（Employ-ee Assistance Program，员工帮助计划）管理者，走出"暴力"指挥的误区，用尽量少的命令去完成管理工作。

依据上述六点去绘制员工的心理地图，将会令这份地图更具实用性，同时，这也是世界五百强企业了解员工的出发点。正是有了这个出发点，五百强企业才能让员工与企业共同发展，让员工对企业有极强的归属感，心甘情愿地为企业奉献青春和热血。

作　者

2015 年 3 月

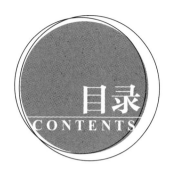

目录
CONTENTS

# 第一章　员工心理知多少

# 第二章　员工情绪从哪来

# 第三章　员工情感地图

# 第四章　员工心理健康

# 第五章　职场常见的心理障碍

# 第六章 "EAP 型"管理者

第一章

# 员工心理知多少

# 第一节
# 员工的心

## 从人性的角度解析员工

员工是企业的灵魂，了解员工的需求，是企业管理者做好管理工作的第一步。那么，员工究竟需要什么呢？管理者不妨从人性的角度来进行解析。

我们每一个人都希望自己是舞台上的明星，在属于自己的舞台上自由地发挥。这是人们的一种梦想，同时，也是一种心理需求，与其他的需求不同，这样的需求，在员工工作当中表现得更为明显，甚至可以说，展现自我是员工工作的动力所在，也是员工的主要需求之一。

员工的表现欲望在工作中有多种体现方式，比如，有的员工会积极地去做好本职工作，同时，还会向更高的职位发起挑战，虽然这样的表现会让有些人误认为是一种野心，但只有那名员工自己知道，他想做的只是让自己有更好的发挥舞台，因为，只有更大的舞台，才能让自己的想法变成实践，真正实现自我价值。但在一些企业管理者的眼中，员工的这种自我展现无疑是想尽办法出风头的表现，对于这样的员工，很多企业管理者的处理方式也很简单，甚至简单到有些粗暴，即强势地打压。这种打压不但打击了员工的工作积极性，更伤害了员工的感情，让员工觉得自己在企业当中不受欢迎，时间一长，压力增长到一定程度时便会选择离去。

　　李强是一名企业的员工，职位轻松，待遇也算优厚，这样的一份工作让李强的很多朋友都十分美慕。然而，李强对于这样的美慕却始终保持着冷静，朋友们对此都很不解，难道李强对自己的工作还不满意吗？

　　答案只有李强自己知道，李强对每天轻松而单一的工作感到了厌倦甚至疲劳。他也曾试图去改变现状，用积极的态度去面对工作，甚至有意去挑选有难度的工作内容。然而，他的表现在领导看来是有意出风头，这让领导觉得他是一个不知足的下属，对其产生了戒备之心，甚至在工作当中有意打压他。因此，李强虽然职位轻松，待遇也不错，但这份让朋友美慕嫉妒的工作却没有为他带来快乐。

　　李强曾这样对朋友说："在我的眼中，工作的内容并不是越简单越好，我希望自己能够在工作中得到锻炼，可是，我发现，现在的工作离我心中的目标越来越远，远得让我有些疲惫。"朋友听了他的话，很不以为然地说道："你就是典型的身在福中不知福。"李强听了，没有说话，只有他自己知道，现在的岗位并不适合自己，而自己想要更好地展现自己，却受到了压制。

　　一个月后，李强离开了所在的企业，找到了一个更适合的工作岗位，在李强看来，虽然后找的工作内容有难度，与之相对的待遇也并非十分高，但却让他感到很舒心，因为在这个岗位上，他实现了自己的价值，对于自己积极的表现，公司的领导也一直看在眼里，且没有因此认为自己是想出风头，在李强的眼中，工作环境与生活环境一样，只有感到舒服，才能有更好的发展，才能真正实现自我的价值。

企业管理者要清楚的了解，有理想的员工需要的不仅仅是工作，而是一个发挥自己价值的平台，如果企业将这个平台关闭，优秀的员工就会从心里对企业产生疏离感，这样的情感轻则让员工失去斗志，重则员工会选择离开，无论哪一种结果，都会对企业造成影响和损失。

同时，管理者要清楚，员工是有思想有灵魂的，不是机器人，只要发出指令，就会按照指令去执行。这是人性，同时，也是管理者体验管理魅力的一方面。

管理者不要将员工的自我展现当成一种贪欲，其实，这只是人性的一个方面。管理者对于员工这种人性的发挥，需要做的并不是一味地打压，而是适时地引导。这一点，世界五百强企业的用人经验，可以为我们做出指导。

世界五百强企业在用人时，有着自己的原则，即能力与个人品质并重，虽然这些企业对员工的要求和管理很严格，但却并不限制员工个人能力的发挥，同时，还会为员工的发展提供平台，在这里，员工可以将自己的价值毫无顾忌地发挥出来，而不用担心因此受到领导的不待见。这就是世界五百强企业可提供的工作环境，在这种环境中成长起来的员工，更懂得将企业视为家，这样的管理方式，不但可以让员工发挥出其潜能，展现其才智，更能为企业招揽更多的人才。

企业管理者在管理人才时，要充分了解员工的自我展现欲望。只有了解员工的这种心理，才能对员工的积极表现给予引导和肯定，从而增强企业员工的凝聚力，让员工将自己视为企业大家庭中的一员。

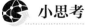 **小思考**

### 员工心理捕捉

1. 每个优秀的员工都希望自己的优秀被管理者发现和认同。
2. 对员工的自我展现欲望不能一味打压，哪里有压迫哪里就有反抗。
3. 员工需要的不仅是工资，还有平台。

## 员工的人格类型

世界上的每个人都有自己不同的人格，不同人格的人，在企业当中将会发挥不同的作用。绘制员工人格构成的梯形图，将会更有利于企业管理者挖掘员工的潜力和能力。

一般而言，我们将员工的人格分为九种，即与九种类型的人格相对应。管理者针对不同的员工人格有不同的管理方法，这就是所谓的因人而异的管理方式。

### 1. 完美主义者

这种类型的员工总是喜欢不断地进行批判，这种批判，不仅仅针对其他人，也针对自己，完美是这种员工人格的特性，也是其对生活和工作的要求。这类员工在工作时总是喜欢追求最好，这样的人格会让其在工作中不断进步。他们是优秀的组织人才，能够紧追错误和必须完成的事项，把任务完成。

这种人格类型的员工如果能够得到正确引导，帮其悟出完美的真正含义，就会让员工的这种人格发挥出极大的力量，使其成为企业当中具有自我规范、有追求、有理想的人才。

企业管理者在面对这一类型的员工时，沟通要注意方式和方法，只有方法得当，才能让这些员工对企业归心。

首先，这类员工对自身的要求会很高，管理者在有疑问时，不要用批判的方式向他们发问，而应以帮助他们了解事实为前提，以实事求是的态度去面对疑问。因为，这种类型的员工往往对操纵的伎俩既敏感又批判。

其次，这类员工往往固执己见，如果这类型的员工对管理者的想法产生质疑，那么在具体执行时，其效果就会大打折扣，这时，管理者不要进行填鸭式的灌输，因为，这样的做法也不会起到明显的效果，这时，管理者就应换个角度，由发言一方转为倾听一方，让员工说出自己的想法，最后再由管理者进行总结。

比如，有一位管理者，在面对一个优秀的追求完美的员工时，就曾这样做过，他先倾听了这位员工的想法，之后，笑着说道："你的想法很好，但我的想法中也有这样的一种思想，这是我们的共同点，其实，我的想法在考虑这一方面的问题外，还考虑了其他的问题，我们再探讨一下，看看哪种想法实行起来会更好一些。"这些话让这位固执的员工的思想有了波动，随着探讨的深入，这位员工终于明白这位管理者想法的高明之处。也许，有些管理者会认为，这种做法根本就是在浪费时间，有了结果，员工只要执行就可以了，当然，这种做法对大多数员工都是适用的，但如果这个人是主要的执行人，管理者就要向其充分说明，只有这样，执行结果才能符合或超越最初的期待。

最后，执着于完美的员工往往都是沉浸在自己的世界当中，作为企业，团结与分享才是主题，这时，管理者需要做的就是鼓励这类员工和别人分享他们的幽默感，并朝光明面看，让他们有集体感，完成从个人英雄到团体作战的转变。

## 2. 给予者

这类员工是企业当中乐于助人、慷慨大方的代表。人际关系是他们满足自己、基于自身需求的一个媒介，这类员工总是在帮助别人中找到自己的位置，善于付出，甚至有意为得到而付出，可以说，他们是天生的照顾者和支持者。企业当中的这类员工大多是配合度高、忠诚而无私的好帮手。

企业管理者在与此类员工进行沟通时，要表现出对他们所做之事的感激，同时，要在沟通中让给予型员工明白，他们是不必用特别的事情或帮助来博得其他人的欢心的，只要做好本职工作，就是对企业最好的报答。给予型员工，在工作或执行某个方案时，总是用埋头苦干的方式来进行，遇到困难，也会因自己的人格特质而不愿向他人开口求助，对此，管理者一定要告诉他们，工作不是一个人的事情，只有与同事不断沟通，事情才会变得顺利。

## 3. 实践者

在企业当中，这种人格类型的员工有着超强的工作精神，他们奋力追求成功，是企业的核心，具有极强的竞争力。勇于实践的员工往往能走出理论的误区，成为企业实干型的人物。无论处于何种压力，何种竞争下，他们都会将成功作为自己的最终目标，高目标决定了高效的工作方式，因此，实践型员工会成为杰出的团队领袖，能用热情和希望激发别人，围绕在他周围的人会产生共同的价值观，从而凝聚力更强，整个团队的战斗力也会增强。

企业管理者在与这类员工交流时，要强调求同存异，让这类员工明白，每个人都会有自己的想法，切不可将自己的想法强加在他人身上，否则，就会适得其反。

**4. 浪漫主义者**

这类员工身上具有诗人气质，常常过于纠结生命中的患得患失，往往情绪不稳定，工作效率也因此时高时低。管理者在领导这类员工时，需要挖掘出他们身上的创造力和魅力，让他们学会做自己情绪的主人，不让任何情绪去干扰既定的目标。

**5. 观察者**

有些优秀的员工会将思考当成一种习惯，比如，在管理者交给他们一项任务时，他们并不急于去做，而是先去思考，将任务分出轻重缓急。但一些没有觉醒的第五型员工往往在工作时，表现出退缩、好猜忌、恃才自傲等特性，这导致他们在团队中不受欢迎。管理者在面对这一类型的员工时，要让他们走出这些未觉醒的特性，使他们成为真正的观察者。让他们将观察的重点转移到对创造力的探索上面，能够将其智慧的一面运用到工作当中。

**6. 质问者**

在企业当中，有一种员工把周围的一切都当成威胁。怀疑之心让他们对每个人都保持着警惕，每天活在自己设置的假想画面中。偏执倾向，没有效率和弹性是这类员工普遍存在的特点，导致其很难完成工作任务，退缩、怠惰、唯唯诺诺是他们对待工作的方式。管理者在与有质问人格的员工进行沟通时，需要将自己的职位设为一名导师，引导这类员工产生明辨的心智，让他们成为一诺千金的实践者，从而更好地完成工作内容。

### 7. 享乐主义者

对于这类员工而言，工作只是一碗饭，至于这碗饭味道如何，并不重要，重要的是能够得到它。这类员工对工作的态度是只要差不多即可，他们会将剩余的时间都用来享乐。当然，这类员工享受新的经验、新的人群和新的点子，十分富有创意，对于这种员工，管理者需要开发出他们的热情，将其丰富的想象力运用到工作当中，从而让工作从内容到层次都上一个新的台阶。

### 8. 支配者

这类员工往往很难相处，是团队当中比较难以处理的人物，他们往往独断，有时具有攻击性，但这类员工有自己的理想，他们知道自己在想什么，并愿意为此而战。这类员工在受到正确引导后，往往会成为一个团队的管理者，追求公平公正，从而让整个团队向着更好的方向发展。

### 9. 媒介者

在企业诸多员工当中，有些人是和平的使者，他们也许对周围的同事都很了解，但唯独不了解自己。在工作当中，他们总是做着配合性的角色，这种员工往往心胸宽大慷慨、好相处，是企业团队当中的均衡的能量，能够不计个人得失，以工作大局为重，从而能够为每个人都带去贡献。这种类型的员工是现代企业当中极为珍贵的，对于这类员工，管理者要重视起来。

综合九种人格，可以将梯形图分为三部分：

一是以头脑为主的人格类型（第五、第六、第七人格类型），这种员工有很强的分析能力，善于思考，做事相对周密，适合做决策。

二是以心为主的人格类型（第二、第三、第四人格类型），这种员工往往极为聪明，他们能够快速地明白他人的需求，同时会加以回应，引导正确，能够很好地与同事进行配合，有利于更好地完成工作。

三是以行动为主的人格类型（第一、第八、第九人格类型），这种员工往往忘记自我，本能就是行动。

这三种类型的员工，各具特点，只要管理者依据这些特点安排相应的职位，就会让每个员工都能实现自己的价值，同时，也为企业创造更多的价值。

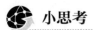 **小思考**

## 员工人格大考问

1. 你的员工是些怎样的人？
2. 不同人格的员工为你的企业带去哪些价值？

# 了解员工的心理需求

每个人的心中都会有一些自己渴望的东西，这份渴望就是心理需求，员工身为企业的一员，了解员工的心理需求，也是企业管理者管理工作的一方面。

员工的心理需求有多种表现方式，比如，有的希望在物质方面得到补偿，有的则希望在精神方面得到鼓励。无论哪种诉求，企业管理者都要从其平时的一言一语中得到线索，以便让员工的心理需求得到满足。

一般而言，员工的心理需求是多方面的，分为诸多层次，马斯洛总结过需求层次理论，他认为生理需求以外的，如安全、爱与归属、被人尊重、自我实现都属于心理需求。对员工而言，生理需求，被人尊重和自我实现需求是其主要的需求方面，也是企业能够给予的需求回应（见图1）。

安全感需求是我们的生活需求，这种需求不仅是企业员工，也是每个人生活的必需，因此，企业管理者要将这个需求作为关心员工的第一步，只有这样的关心，才能真正深入员工的内心。马斯洛也认为，只有这些最基本的需求满足到维持生存所必需的程度后，其他的需求才能成为新的激励因素。

很多企业的管理者将这种关心流于表面，只是口头性地进行安慰，但

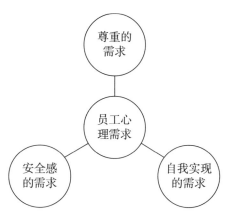

**图1　需求层次论**

这对员工而言是无法真正解决困难的，当一名员工处在困境中时，是无法专注于工作的，其工作效率自然无法得到提高。

在员工的心理需求当中，尊重的需求是最为强烈的。管理者的尊重往往能够带给员工自信，这种自信，将会帮助员工在事业上取得突破和成功。

周海是一家企业的员工，在这个企业当中，他是普通得不能再普通的存在，这样的一种存在，连周海自己都觉得自己并不重要，因为，他的工作很简单，就是为汽车上螺丝，这份工作在很多人的眼中是个没有技术难度、无须任何水准的工种。这样的想法让他很自卑，情绪越来越低落，他的主管发现了这一情况，于是在闲暇之余找他畅谈，最初，两个人都刻意回避敏感的话题，随着交谈的深入，周海对主管说了自己的情况，主管听后笑着拿起桌上的茶杯，说道："我们喝的是茶，但茶杯对我们却同样重要，虽然你的工作很简单，但却需要责任心，同时，也是我们生产好的汽车必不可少的环节。少了像你这样兢兢业业的工人，我们的汽车怎么能够上路呢？所以，你们也是企业最需要的人才。"听了主管的话，周海觉得自己好像又活过来了，他在此时才认知到，原来自己也是被尊重、被重视的。周海自从与主管谈话后，整个人变得自信起来，工作效率也在这种自信中不断提升，在年终时，还获得了劳模的奖励，而这一切却只缘于那次出于尊重的谈话。

我们每个人的意识世界当中，都希望自己能够被尊重。当一个需要尊重的心理需求得到满足时，就会对生活和事业充满热情，在体验过程中找到自己生命的意义和价值。

事业是一个人生命的另一种绽放方式。事业的成功往往会让一个人充满成就感，这份成就感就是对自我价值实现的肯定。

李强是一个很有责任心的人，虽然他的家庭能够为他的成功提供一切金钱、人脉的便利，但李强却从未想过要利用这样的背景，这样的想法在很多人看来是不可思议的。但李强却偏偏走出了背景，在外面打工了三年，开设了属于自己的广告公司。李强的朋友认为，他完全可以直接创业，不必浪费那三年的时间，但李强对此却并不认同，他认为自己是一个独立的人，有自己的价值，而打工的三年让他找到了真正的自我，有了解决问题的能力，这个价值不是金钱能衡量的。捷径固然可以加速成功的步伐，但自己开辟出来的路走得会更稳。

现在，有很多人都忘记了最初的最单纯的理想，有相当一部分员工将工作视为饭碗，虽然这也是工作的一种目的，但却并非真正的心理需求，在这种情况下，跳槽事件频频发生也就不足为奇了。企业的管理者要给予员工实现理想的空间，让他们在工作中找到自己的位置，在工作中找到生命的乐趣，只有这样的工作环境，才会让员工的心安定下来。

自我实现已经成为员工选择工作的一个主要方向，马斯洛提出，为满足自我实现需要所采取的途径是因人而异的。但无论何种实现方式，都需要企业去创造一个适合员工自我实现的平台，只有创造这样的平台，员工才能将自己的潜能发挥出来，实现自我的价值，让员工成为自己所期望的人物。

　　每个员工的心理需求层次都不相同，但方向却相同，管理者只要在企业用人时能够充分考虑到员工的心理需求方向并制定相应的关心政策，就会让员工的心理需求得到一定程度的满足，从而强化对企业的归属感。

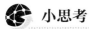 **小思考**

## 员工心理需求层次

　　1. 安全感需求是第一层次，没有足够的物质吸引，就没有员工的努力拼搏。

　　2. 每个人都希望自己被尊重，这是任何合作成功的前提。

　　3. 工作不能只是员工的饭碗，即便这是事实，也要为其提供包装，最好的包装材料就是满足员工的自我实现需求。

# 第二节
# 员工心理背后

## 强大的动机

人的心灵就像一颗种子，只有不断地进行浇灌，它才能成长起来。每个人心中的种子如何发芽，也许方法不同，但动机却一致。

我们都知道，行善是一件值得宣扬的事，但在行善的过程中，我们也会遇到这样那样的障碍，在这时，能够让我们坚持下去的心灵动机就是相信只要我们坚持，就一定会有收获。

有一天，有一个年轻人走在一条偏僻的路上，忽然听到了哭泣的声音，当时，他无法进行辨别，于是走上前去看，当他来到桥边后，发现一只只有两个月大的小狗躺在泥泞的河床上，在这只小狗的头上有一道裂痕，且被污泥遮盖着，它的前腿肿起，还被细绳捆绑着。这个年轻人看到这样的情形顿时起了怜悯之心，一心想要帮助小狗。然而当他走近时，这只小狗立刻停止哭叫，反而开始对他咆哮，这个年轻人并没有因此放弃，而是耐心地坐了下来，开始温柔地和小狗说话，过了一会儿，小狗终于安静了下来，这个年轻人终于有机会接触小狗，他将小狗身上的细绳解开，并将它带回家，每天细心地照顾它，细心地处理它的伤口，数个星期后，终于有一天，当他再次接近小狗时，小狗开始摇动它的尾巴。

有些时候，人们在做一件事情时往往需要强大的动机做后盾，而坚持并相信就是其中一种强有力的心灵动机。

在企业当中，心灵动机有很多种，比如，获得成就感，实现自我价值等都是正能量的心灵动机，员工的工作表现也会因这些心灵动机而变得更加优秀，而企业管理者需要做的就是激发出员工的心灵动机。

在一家企业当中，有一名员工，他的工作表现很好，只是有一个致命的缺点，就是缺乏毅力，做任何事情都是三分钟热度，这让他的主管感到很为难，因为这样的做事方式是无法真正获得成功的，因此，这位员工的主管从不将重要的事情交给他，这样的做法，无疑让这位员工产生了不满的情绪，时间一长，这位员工开始消极怠工，员工的主管将这一切看在眼里，没有任何责怪，只是交给他一项极为重要的工作内容，对他说道："这项任务很重要，需要全力以赴才能完成。我把它交给你，你会给我满意的结果，对吧？"这位员工听了主管的话后，重重地点点头，说道："放心，我一定完成任务。"这位员工重新获得信任，责任感空前强烈，对主管交给的任务投入了百分之百的热情和耐心，当任务完成那一刻，连他自己都不敢相信，原来自己可以对工作从始至终保持热情。

正当他喜悦的时候，他的主管对他说："一个人的心灵没有动机，就不会有动力，当你在感受到自己不受重视时，就是情绪最低点，这就像将一只老虎长期关在笼子中，一旦有机会放出，就会勇往直前。"这位员工听了主管的话，终于明白原来主管是想用这样的方法，激起自己的能量，唤醒自己沉睡的心灵。

每位员工都有自己的心灵动机，信任、理想、尊重、安全等都是员工的心灵动机种类，企业的管理者只有针对每一位员工不同的心灵动机进行有效引导和激发，员工的潜能才会被挖掘出来，才会使其稳步地成长起来。

## 小思考

### 激发员工的心灵动机

1. 在佛学当中，讲究一切以心为出发点，在工作当中，心灵的作用同样不可忽视。

2. 激发员工的心灵动机有四种方法，即多鼓励、用奖励、重人情、善倾听。

# 工作的价值

长时间的工作往往容易让人产生巨大的压力，在这种压力下，员工的情绪开始变得不稳定，一些消极的感受便会趁机占据主导地位，影响员工的工作效率。消极的感受包括压力大、累、无聊、不开心、待遇差、痛苦、入错行……这样的感受让员工的工作毫无乐趣可言，原本应该快乐的工作变成了员工强迫自己不得不接受的痛苦，人一旦产生痛的感觉，离放弃的距离也就越来越近了。

一个人如果长期处在压抑的感受之下，就会失去思考的能力，找不到原因，自然会迷失方向，其实，一个人之所以对工作产生这样的感受，是因为他没有找到真正的工作动机，在这部分人的心中，工作从来都是被迫的，它只是一种职业，是一个饭碗，客观来说，这也是一种动机，但很明显这种工作动机太过肤浅，肤浅到让员工只想浅尝辄止，不想更深入地去研究和挖掘（见图2）。

每个人都需要工作，但对工作的认知就像金字塔，只有少数人找到了工作的真谛，多数人仍在底层徘徊。

在生活当中，我们常常会有这样的冲动，如果这件东西是我们喜欢的，我们就会想方设法地得到，如果不喜欢，我们就连多看一眼的兴趣也提不起来。之所以会产生这样的差别的原因是，每个人的动机不同。工作

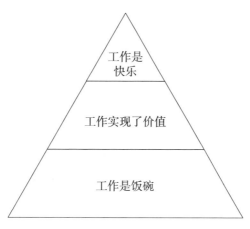

**图 2　对于工作的认识层次**

动机也是如此，如果员工能将自己的工作动机提一个层次，达到将工作当成一生的事业来经营和追求的层次，那么，在这个动机的驱使下，员工的工作热情就会迅速攀升，最终达到管理者和员工理想的工作状态。

现在的职场已经成为没有硝烟的战场，在这场战斗中，工作动机是诸多交锋中的一场重要的战斗，提升员工的工作动机是企业管理者获取胜利的一个重要手段。

工作能为员工带去什么？管理者要引导员工进行这样的思考，让员工明确，工作也是有层次的，其中的关键是经济需求。在当今社会中，不谈金钱是不现实的，无论怎样有理想的员工都需要经济保障，这是工作动机的第一层次，但当员工的经济问题解决后，管理者需要让员工进行深入的思考，提升工作动机层次，让员工将工作赋予生命，将工作当成自身的一部分，让工作的动机由金钱变成梦想、变成未来。而成功者多居住于这个层次。

李浩在一家广告公司上班，对于这份工作李浩投入了极大的热情，在他看来，这份工作绝不仅仅是一个赚钱的工具，而是实现他梦想的平台，正是这样的想法，让他在工作中总是更为主动，不但高效地完成自己的本职工作，同时，还会帮助其他人。正常来讲，这样的人应该是十分受欢迎的，但每个公司都会有几个自己工作不努力，却总是喜欢对他人的工作指手画脚的人，李浩也没能得以幸免，在公司中，有的同事就说他："工作不要命，总是出风头，不甘寂寞啊。"

一个人努力工作还要受到他人的诟病，就算再豁达的人都会感到不舒服，但李浩并没有因他人的异议而改变。

一次，一位公司的老客户在短时间里需要一套广告方案。这样的事情很多时候是出力不讨好的，时间有限，工作量自然大，压力也会随之增大，就在他人都不肯接手的情况下，李浩站了出来，加班加点地做出了让这位老客户十分满意的广告方案。

广告公司的总经理将这一切看在眼里，认为李浩是个将工作视为生命的人，他也相信，这样的人才是公司需要的，于是李浩越过了很多老员工，直接坐上了设计主管的位置。

企业管理者要让员工明白，一个不思进取的人是无法得到上级的认可的，没有认可，自然也不会受到重用，只有那些工作动机明确，有追求的员工才能得到信任。

众所周知，人是这个世界的主宰。但很多员工却在工作面前由主人的地位变成了仆从，这样的转变其根本原因是，工作动机层次不够，失去了正确的工作动机，员工就像一个人走在森林当中，容易迷失方向。

工作任务的完成从来都不是想当然的，而是需要积极主动的。只有让员工做工作的主人，才能让其在工作中找到快乐，并愿意为工作不断付出。

每个人做事情都需要动机，员工的工作同样也需要，只有高品质的动机才能带去高品质的工作效率，才能为员工带去高品质的生活和事业。

 小思考

## 捕捉员工的工作动机

1. 工作满足了员工的生存需求。

2. 工作让员工找到了生活的方向。

3. 工作让员工走出了属于自己的发展之路。

# 工作成就感

有事业心的员工，对成就感这个词最为敏感，在他们看来，成就感是一个人最为自豪的事情，没有成就感，工作就失去了意义。

成就感是一个人的尊严及信心，让他的生命从单调变得丰富多彩，这样的转变是任何其他物质因素都无法给予的。

很多管理者认为，员工在物质面前是没有任何抵抗力的，这些想法也许对一些没有理想的员工而言是真理，但对那些视理想为生命的员工并不成立，有理想的员工需要的是事业上的成就感，虽然物质也是选择的一方面，但却不是决定因素。

在一家企业当中，曾遇见过这样一名员工。这位员工大学毕业不久，进入了一家企业做储备干部，无论从个人待遇还是工作环境都不错，对很多应届生而言这就是一个值得相信的选择。

但这位员工却并不这样想，而是在工作两个月后，主动要求做一名业务人员。放着悠闲的职位不坐，却偏偏选择最为辛苦的业务工作，这个选择让同期进入企业的其他应届生都感到意外，这家企业的总经理却从这个行为当中，看出了一些其他的东西，但还是对这位员工进行了必要的提醒："业务工作只有很少的底薪，如果没有业绩还会面临失业，即使这样，你还要坚持自己的选择吗？"

这位员工听了总经理的话，笑了："我认为，了解一个企业就要找一个合适的切入点，而做业务无疑是最佳的选择，我想要的是事业，而不是工作。成就感对我而言，才是最想要的东西。"总经理听了他的话，点点头，眼中带着赞赏："我同意你的观点，所以去用心了解企业吧。"

这位员工成功地调了职位，他每天的生活也发生了改变，不断地研究产品，研究客户，研究自己与客户的沟通方式，这份努力让他在第一个月就产生了两单业绩，虽然这个成绩并不算特别突出，但却给了他鼓舞。

有投入就会有收获，这位员工在一年之后，就成为能够带领一支销售团队的主管，这样的成绩让企业的员工都刮目相看，对此，这位员工并不满足，他认为，他想要的成就感绝不止于此，这份进取心让他每一天都很充实，同时，每一天也都在向更高的目标迈进。

一个成功的人需要什么？从这个员工的成长经历当中，我们就能够得到答案。成就感是一个员工从普通变成优秀的思想条件，少了它，员工的成长就少了推进的动力。

员工成就感的产生需要引导，比如，当一个企业对优秀员工进行表彰时，其他的员工就会在内心当中形成对比，这种对比在很多情况下可以转化为动力，让普通员工产生进取心，从而在内心形成需要成就感的冲动和愿望。

同时，在企业当中，企业管理者要设置公平的竞争机制，用这种机制调动员工工作的积极性，只有公平的环境，才能造就更多的优秀员工，让更多员工愿意为了成就感而不断努力进取。

每个人千辛万苦，都是为了获得成就感。成就感是每一个自我尊重的人都需要的，员工的成就感来源于企业。但员工的成就感往往与地位无关，在企业当中，管理者的成就感也许来源于管理的成功，但员工的成就感往往来源于对本职工作的圆满完成。地位与成就感之间并无直接的关系。

成就感有强弱之分，同为员工，同做一件事情，结果却不同，成就感的强弱自然也不同。每个人成就感的大小与心境有关，比如，街头的乞丐，一天讨到一百元，就会有成就感；而世界首富比尔·盖茨的企业每年再添 10 亿美元，他也许也不会产生过多的成就感。这就是境由心生。

在世界五百强企业当中，每一位员工都知道自己的责任，他们都会坚守本职工作，认真完成工作内容。他们会从工作当中，找到自己的价值和成就感，而企业则为他们提供了展现自我的机会，在这种心有灵犀的配合下，企业的发展之路就会越来越顺畅。

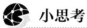 **小思考**

## 员工成就感的获得

1. 成就是员工自我激励的一种有效方式。

2. 成就感有大小与强弱之分，每个员工的成就感都会因自身的要求不同而产生不同的激励作用。

第二章

# 员工情绪从哪来

# 员工情绪的种类和表达

## 四种情绪

"不以物喜，不以己悲"是人生的一种境界，每个人都希望自己能够到达这一境界，然而，真正能做到的人却是凤毛麟角。从本质上来讲，人的世界本就是由情感组成的，不同的事件会激发出不同的情感，这种情感就是情绪的来源。

现代心理学将人的情绪分为快乐、愤怒、悲哀、恐惧四种，这四种情绪组成了情绪的地形图。处在日常生活中的我们经常被这四种情绪控制或左右，当我们成为职场中的一员时，这种情绪的影响会更大。众所周知，现代职场的核心就是竞争，在这种情况下，员工的情绪爆发往往是没有前兆的。企业管理者需要做的并不是阻止，而是引导，那么，了解不同的情绪就成为成功引导的关键因素。

### 1. 快乐的情绪

快乐的情绪是一种正面情绪，中国有句古话叫"笑一笑，十年少"。快乐的情绪就像暖风，总能将所有的不愉快赶走；快乐的情绪是员工自身的一种正能量，拥有了它，员工就能用最好的心态去迎接工作中的挑战，也更有信心面对更加复杂的工作环境。

从某种意义上讲，快乐的情绪是一颗种子，如果一名员工总是能够保持快乐的情绪，那么，他的周围就会产生快乐的气场，这样的说法也许有些不真实，但却真实地存在。比如，我们经常会遇到烦心的事情，这些事情往往让我们的情绪变得极不稳定，这时，我们周围朋友的数量就会减少，而这就是气场作用的结果。

让员工保持快乐的情绪，除了员工自身的因素外，企业的管理方式和工作环境也起到了举足轻重的作用。人性化的管理，关注员工的正常需求是让员工认可企业的第一步，企业只有获得员工的认可，员工才有可能在企业当中快乐地工作。

### 2. 愤怒的情绪

这种情绪的产生是外界因素影响的结果，虽然很多人都知道，愤怒是拿别人的错误惩罚自己，是一种不明智的行为，但很多时候，我们没有办法控制住自己的愤怒情绪，因此，我们总是处在不断的后悔当中。

如何做情绪的主人？将愤怒的情绪通过温和的方式发泄出去是有效控制愤怒后果的前提，尤其是在企业当中，有的员工有时会压力过大，愤怒的情绪时常存在，如果没有较好的办法进行疏通，这样的员工就会成为企业当中一颗随时会爆炸的炸弹。那么，这样的员工要如何发泄自己的愤怒情绪呢？不同的人有不同的方法，比如，有的人用接近自然的方法来让自己的心境平和起来，有的人则通过听音乐、观看影片的方式来缓和情绪。无论哪种方法，效果才是最终的考核标准。

### 3. 悲哀的情绪

悲是对人体伤害最大的一种情绪。在企业当中，这样的情绪往往会令员工的身心都感到疲惫不堪，甚至会让员工处在精神崩溃的边缘。

当一名管理者发现员工有这样的情绪表现时，就要进行及时的引导，比如，让员工明白，这个世界上没有任何事情是一帆风顺的，乐观才是生活的态度，管理者可用自身的经历，让员工明白这一点，同时，还要激发出员工坚强的一面，让他清楚地知道，生活虽然是一座山，但只要有愚公移山的精神，就能在辛苦后看到山后的美丽风景。

一般而言，深呼吸是一种有效调节情绪的方法，这个方法可让悲哀的人得到放松，人的心情轻松了，想事情自然就会更加乐观和全面，从而走出悲哀的世界。

### 4. 恐惧的情绪

在企业当中员工的恐惧来源于没有安全感，这种安全感既有物质上的，又有精神上的，比如，有的员工在企业当中总是担心自己的言行会让自己无法在企业当中生存下去，可以试想一下，一个员工每天都活在胆战心惊中，这样的员工如何能将企业视为家，没有家的安全感，又怎能谈业绩呢？解决员工的这种恐惧情绪的方式主要取决于企业的内部环境以及管理者对员工的关心程度，只有管理者视员工为企业发展的第一要素，在这种考虑下制定出的政策和制度才能让员工获得安全感，消除恐惧这种情绪。

每个人都会在特定的环境下产生不同的情绪，但从总结出的这四种情绪我们可以看出，负面的情绪占据了情绪的3/4，也就是说，如果每天会产生一种情绪，那么其中三天，我们是处在负面情绪当中，对企业而言，如果员工的情绪按照这样的概率发作，那么，整个企业的工作效率将会受到极大影响。

在很多时候，情绪的出现都是一种应激的反应，即当某件事情出现时，不同的情绪也会随之出现，在这种时候，如果情绪能够得到引导，那么，这种短暂的情绪反应就会很快消失，员工的生活和工作就会回到原点。

管理者要引导员工积极向上，用乐观的心态去看待生活，看待工作，为了达到这一目标，管理者可以适时地让员工参加一些相关的培训活动，让他们意识到生活之中不如意事十之八九，上天给每个人的机会都相同，磨难也相同，成功的人笑着抓住了机会，走过了磨难，而失败者的眼中却只看到了磨难，因此，与成功擦肩而过。

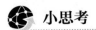 小思考

## 员工的情绪变化

1. 情绪是员工反映某一阶段内心变化的一种外在表达方式。

2. 员工不同的情绪表达出了其不同的心境。

3. 员工的情绪有积极与负面之分，积极情绪有利于员工的工作表现，而负面情绪则会让员工陷入恶性循环，不能自拔。

# 判断员工的情绪

企业的员工有四种常见情绪，不同的情绪员工的表达方式也不同，管理者可依据员工的表达方式来判断员工的情绪变化。

### 1. 乐观

一个员工在心情舒畅时，会在工作当中积极的表现，即使面对如山的工作，也会以一颗乐观的心去面对。这时的员工会认真地对待每一个工作内容，工作效率也会得到提升。

曾有这样一位员工，进入企业已经两年了，对工作的热情在不断减退，尤其是当他接手的工作内容需要耗费极大精力时，这位员工就会表现得很烦躁，工作效率自然十分低下。他的这些表现都被主管看在眼里，一般而言，主管都会对这样的员工进行处罚，但这位主管却很清楚，有些时候，处罚并不能真正地解决问题。于是他将这位员工找来，对他说："我工作有20多年了，有时候，真的觉得很心烦，我也试过给自己放一个长假，但我发现，放假并不能解决问题，毕竟工作与生活一样，是我们每个人一生所需要的，其实，工作也是我们生命的一部分，如何看待它，并不在于工作本身，而在于你怎么看？快乐的工作是一天八小时，不快乐也是一天八小时，我们何苦为难自己呢？"这位员工听了，明白原来是自己最近的工作态度让主管很担心，

于是努力去调整自己的心态，用乐观的态度去面对工作。结果，他的工作态度让其工作效率得到明显提高，主管看到这样的情形，交给了他更有难度的工作，交代工作的人放心，做工作的人用心，仅半年的时间，这位员工就得到了提升，看到自己的工作有了回报，这位员工工作得更加开心，在工作中形成了一个良性循环。

员工在工作中情绪乐观，工作的表现就会十分突出，因此，当一个员工能够笑着处理工作时，就表明他的情绪稳定且积极向上。

### 2. 愤怒

一个处在愤怒当中的员工会有什么表现，具体可从他的说话方式和身体语言当中读出来。一个愤怒的人会紧紧地握住自己的拳头，说话音量会在不知不觉中提高，可以说在四种情绪中，愤怒的情绪是很容易辨认的。

在企业当中，一个爱愤怒的员工往往无法正常地与他人合作，因为这类员工容易在与人相处中产生矛盾，对整个团队的工作效率产生影响。

对于易愤怒的员工，管理者要让其学会宽容，要让爱愤怒的员工明白，人与人之间是不可能没有任何矛盾的，如果有点矛盾就发怒，就会被其他的人所排斥，让自己在企业当中的位置变得十分尴尬，而当一名员工在企业当中自觉受到排斥后，就会对工作产生懈怠，甚至放弃。

### 3. 悲哀

处在悲哀情绪当中的员工，无心工作，对管理者所交代的工作内容也无法投入精力去处理。

有一位叫钱宇的员工，平时在工作中的表现不错，但不知为什么，这一段时间他的工作表现不断下降，甚至连一些新晋员工的工作效率都比他高。这让他的部门领导李经理感到十分奇怪，一直以来，在他眼中的优秀员工为什么会突然间有这样大的转变？

后来李经理通过了解知道，这位员工刚刚失去了最亲的人，每天强颜欢笑来上班，想到这些，李经理觉得自己对员工还不够关心，尤其是像钱宇那样优秀的员工，更应该投入更多的关注，于是在周日，李经理约钱宇出来，两个人来到郊区一处风景秀丽之处。李经理指着美丽的风景说道："其实，我们每个人都会有伤心的时候，就像四季转换一样，是人力无法阻挡的。但生活还要继续下去，过去的事情就让它过去，才是对现在和未来最好的选择，对吧？"钱宇听了李经理的话，说道："我知道，出来这一次，心情变得好多了。"

钱宇通过这次谈话走出了悲哀的阴影，再次全身心地投入到自己的生活和工作当中，工作效率和执行能力甚至比之前还要优秀。

一个处在悲哀情绪中的员工，工作时会产生懈怠，无精打采，流露出悲伤，工作表现出现巨大的落差，这些细节都是悲哀员工的表现方式。

**4. 恐惧**

恐惧是四种情绪当中对员工工作影响最大的，因为这种情绪来源于员工对工作本身的感受，所以很难让员工可以安心地去工作，一个无法安心于工作的员工，是不会在工作当中取得成就的。

而这份恐惧感往往会让员工在工作中感到疲惫，从而性情变得多疑，甚至喜怒无常，导致工作完成的难度增加，因此，企业的管理者要尽可能地消除员工的恐惧感，让他们在企业当中感受到家的安全感。这是企业留住员工，让员工心甘情愿为企业奉献的决定性条件之一。

员工的情绪是随时爆发的，这种突然性更为正确判断增加了难度。因此，管理者要从员工的工作表现中进行细化，从他们的努力工作、懈怠、放弃，甚至喜怒无常的表现中，找到对应的情绪，从而进行有效的引导。

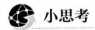 **小思考**

## 员工的情绪表达

1. 每一种情绪都需要一个释放的方式。

2. 企业管理者既要清楚员工情绪的来源，也要了解其表达方式，只有两者相结合，才能对员工的情绪给予正确的判断和引导。

# 不可小视的员工"小情绪"

在生活当中，每个人都会爆发一些小情绪，这些小情绪在很多人看来只是人性的一种表现，没有什么值得特别关注和重视的。

然而，这些小情绪就像人身体上的疾病一样，虽然看似微不足道，但任其发展，就会让整个身体发出危险的信号，而这样的信号一旦发出，治疗起来就会十分棘手。员工的小情绪就是这样的小毛病，长期的忽视会让员工的小毛病逐渐扩大，从而影响员工的工作，最终让企业损失人才。

一个名叫吴晴的女孩，在一家大型企业工作，这样的工作机会让很多人都很羡慕。这份工作也让吴晴感到很开心，在他人面前，吴晴也有这样的优越感，喜形于色是常有的事情，对于她这样的小情绪，很多人都很包容，但有一次，这个小情绪却让她失去了一次更好的合作机会。

吴晴与一家公司谈合作，双方在谈判过程中确认了合作的项目和方式，结果，吴晴在最后阶段喜形于色，让对方感觉自己好像上当了一样，对方最终选择终止合作。

这些小情绪在平时没有大的影响，但在最关键的时候，往往会起到极大的副作用。

每个人都会有一些属于自己的小情绪，这些小情绪让每个人都变得与众不同，比如，有的人易怒，有的人爱笑，但如果这些小情绪不分场合发作，就会为我们的人生和事业带去不可预估的影响。

在企业当中，喜形于色的小情绪是比较常见的，尤其是一些优秀的员工，这样的小情绪时常存在。但有些员工的情绪则是莫名的低落，不同的小情绪有不同的表现，管理者要依据员工的表情变化来进行判断。

一些有眼光的管理者，会十分注重员工的这些小情绪，他们会用与员工谈话的机会，让员工找到自己的不足，尤其是对那些对自己的小情绪丝毫不放在心上的员工，管理者会通过自己的一些感受，来告诉员工他的小情绪对他人和事件的影响，从而促使员工注意自己的小情绪，并将之有效地进行控制。

关注员工的小情绪，才能避免员工因小情绪而影响工作和生活，同时，管理者要让员工明白，工作是需要理智的，过多的小情绪会对员工个人的发展产生限制和影响。虽然小情绪每个人都有，但成功的人能够控制小情绪的爆发时间和程度，而失败的人却被小情绪支配，常常做出一些失去理智的行为。

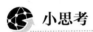 **小思考**

### 寻找员工的细微情绪

1. 对于一些小情绪，不但管理者会忽视，员工自身也不会刻意去注意，但就是这些小情绪往往会在关键的时候起到决定性作用。

2. 管理者要关注员工的小情绪，在发现时，就给予引导，引起员工自身的注意。只有这样，才能帮助员工克服小情绪为工作带去的影响。

# 不平衡心理

企业的员工与员工之间总会无意识的产生一些攀比，这种攀比心理很常见，如果运用得当，会成为继续努力的动力；但运用不当，则会让员工心里失去平衡，从而产生不平衡心理。

其实，产生不平衡心理的因素有很多，比如，企业无法在用人方面做到完全的公平公正，分配工作任务时，也会出现多劳者无法多得的情形，这些不公平的存在，会让员工的心里渐渐产生不满，从而强化不平衡心理。

有一家公司，总经理的儿子也进入了公司工作，这样的现象员工们也可以理解，毕竟，整个公司都是总经理的，他的儿子进入公司了解公司的运作，为下一步接手整个公司的管理工作做准备本无可厚非。但可惜的是这位总经理的儿子个性非常散漫，工作迟到早退就像吃早餐一样习以为常。这样的工作态度，让他周围的同事很不满，有一次，一个同事迟到了，总经理找他谈话，并要对其进行罚款，这个同事听后，笑着说："人与人真不同，做一样的工作，有的人天天迟到早退，总经理却看不见，而我只迟到了这一次，就要被罚款。"说完，转身便走了出去。

这就是不公平制度所产生的不平衡心理，每位员工的工作压力都很大，对员工而言，一个公平的环境是快乐工作的首要前提，没有这个保障，员工就会认为自己不被重视，从而产生强烈的不平衡感，对工作失去兴趣，这也是企业频频发生跳槽事件的根源之一。

员工的心理变化与其工作内容有着直接的关系，比如，有的员工每天只是简单地处理一下文件，就可以轻松地拿到高工资，但有的员工每天忙得天旋地转，结果付出与得到无法成正比，长期下去，员工的心理就会发生变化。工作繁重的员工会觉得自己受到了莫大的委屈，产生怨言，一个怨声载道的员工能真正做好工作吗？答案一定是否定的。

赵敏是从事平面设计工作的，这份工作薪酬不算太高，但也不算低，一直以来，赵敏也对这份工作充满了热爱，觉得能够按照自己的想法去为他人带去美丽是一件很有意义的事情。

有一次，她去参加同学会，结果发现，很多同学都在公司成为了主管，只有自己似乎仍旧一事无成，在与同学交谈期间，有一个同学指出了赵敏无法升职的原因，他说道："其实，你的能力一直不错，只是设计这个行业本身升职的空间就不大，你看其他同学，虽然他们的工作很简单，但升职的速度却很快，理由就是他们选择的是能让领导直接看到的工作来做，而你的工作离领导太远了，领导看不见，你的能力即使通天也无用武之地。"这番话很直接，引起了赵敏的思考。

赵敏仔细思考后，发现自己从事的工作很累，办公室的文员工作很简单，但工资只比自己低几百元，赵敏开始不平衡了。

在以后的工作中，赵敏的工作态度发生了变化，从以前的积极热情变得消极起来，不久后，她对设计工作厌倦了，重新找了一份办公室的行政文员工作，这份工作的轻松让她感觉自己又重新活过来了。

每位员工都有自己的理想，但理想并不是全部，他们也许更需要的是一个公平的机制，如果在一个不公平的环境下，理想只会让他们感到更加辛苦，更易产生不平衡心理。管理者须知，在企业当中，不平衡心理是员工消极怠工的主要影响因素，尤其是在大型的企业当中，管理者更要在制度方面加强公平性，让每个员工得到的薪酬与付出相对等，只有这样，才能避免员工的不平衡心理，从而专心于自己的工作。

在世界 500 强的企业当中，公平是最终薪酬分配的主要原则，管理者会依据岗位与个人的贡献值合理地进行分配，这样的分配方式，解决了企业内部的矛盾，强化了员工与员工间的凝聚力，让员工可以在一个公平的环境下实现自己的价值。

 **小思考**

## 员工的诸多不平衡

1. 贪是人性当中最常见的一面，在企业当中工作的员工也是如此。

2. 中国有句话叫"希望越大，失望越大"。当希望达不到时，员工就会产生不平衡心理。

3. 员工的不平衡心理越强，说明员工的个性缺陷越大，对工作的影响也会越大。

# 第二节
# 员工情绪的变化

## 员工的情绪强弱

员工的情绪就像空中的乌云，只有到达一定的程度，才会真正爆发出来，即员工的情绪是有强弱之分的，在情绪初现时，是可以进行控制的。

在这里，我们将情绪强度分为四个阶段，第一阶段，看不惯的事情增多；第二阶段，对工作及领导进行抱怨；第三阶段，每天阴着脸上班；第四阶段，以离职作为最终的选择。这四个阶段情绪强度不同，处理方法亦不同。

### 1. 第一阶段，看不惯的事情增多

这是情绪开始的第一反应，此时，员工的心里已经对企业或工作产生了一些不满，这些不满，让他对周围的一些事情变得极为敏感，这一阶段的员工人际关系会发生改变，周围的人也会渐渐地远离他。

管理者面对这一阶段的员工，要主动找其进行沟通和交流，让他正确看待自己的工作，同时，帮助其发现工作的价值和意义，让他从简单的工作就是饭碗的理解中走出，将工作当成人生的一个舞台，让他愿意为成为这个舞台上的明星而不断努力。

### 2. 第二阶段，对工作及领导进行抱怨

员工的情绪到了这个阶段其实就已经是处在爆发阶段，只是这样的爆发很温和，不会产生过大的影响。

抱怨在很多人看来是一种再正常不过的情绪，因为很多因素都是其爆发的导火线，比如，工资的不合理、能力的受限、社会分工的不平等，这些因素都让我们感受到了生活的残酷，如果不相关的人听到这些抱怨，自然可以一笑而过，但企业的管理者如果也对这些抱怨的声音和员工视而不见，听而不闻，那么这家企业就危险了。

众所周知，管理者的工作除日常管理外，协调也是其主要工作内容之一，尤其是现代社会，比以往任何时候都注重人和的重要性，人性化管理已经不再是一句口号，而是需要落实的管理工作，因此，当企业出现这些不和谐的抱怨声音时，管理者需要充分重视起来，找到抱怨情绪的根源，提出行之有效的解决方案。如果管理者对员工的抱怨持放任态度，任其自由发展，后果将是十分严重的。

孙杰是一家公司的业务员，在这个公司已做了两年，业务工作一直都很好，这次，公司的业务主管离职，孙杰觉得自己有机会上位，于是更加努力工作，为公司拿下了几个大单，同时，孙杰曾向这个主管提过，自己一直表现不错，理应获得晋升的机会，但这位主管却没有将孙杰的心声听进去，也没有针对孙杰的这些想法进行过沟通。当任命结果出来时，孙杰没有升职，这让原本抱着极大期望的孙杰感到很不满，于是找到了人事部门的经理，对他说出了自己的看法，"我不明白，这个结果是如何出来的，这两年来，我的工作业绩有目共睹，为什么我不可以出任主管一职。"人事部门的经理对他说："我们觉得你的业务能力虽然很强，但管理的能力却并不出色，我们现在需要的是管理人员，衡量的标准自然不能只限于业务能力。"孙杰听后，笑了，说道："我最初进公司的时候，公司说的是，以业务成绩定英雄，现在我知道了，原来所谓的英雄只能待在永远不见光的角落里，这才是英雄的命运，是吗？"孙杰没有等人事部门的经理回答，就走了出去，这位经理感觉，孙杰可能会以极端的方式来表达自己的抱怨和不满，于是将孙杰的情况告诉了他即将离职的主管。

这位主管将孙杰找来，想让他说出自己的想法，并为其找到解决的方式，但孙杰并没有给他这个机会，而是递上了一封辞职信。

在管理者的眼中，孙杰的这种做法是完全不顾大局的行为，但孙杰作为优秀的员工，认为自己没有得到应有的待遇，这样的做法虽然有些极端，却可以理解。对于优秀的员工，企业管理者要在开始阶段，就对下属的抱怨重视起来，并给出一个合理的解释。事后的任何话，对当事人而言都是苍白无力的，只会让其更加难以忘记那些不公平的待遇。

管理者在面对下属抱怨时，要有耐心和自我控制能力，不能员工还没有生气，管理者就率先指责，这样的做法会让双方都感到尴尬。不但会让员工闭上心门，更会影响管理者在员工心目中的位置。

### 3. 第三阶段，每天阴着脸上班

这时的员工已经处在了情绪爆发的较强烈阶段，他将所有的不满都写在了脸上，如果这个时候管理者仍旧视而不见，员工的情绪就会更加趋近崩溃。处在第三阶段的员工工作效率低下，对工作的厌倦已经不再加以掩饰。

曾有一位员工，他在所在的公司工作了四年，这四年期间，他的表现也是可圈可点，但最近，他的情绪很不稳定，每天在工作时脸上没有一丝笑容，整个人的情绪极为低落，同事们看到他这样的情形，为了不被波及，从不主动找他说话。这位员工感到自己很孤独，认为不但工作上面不顺利，就连同事也开始远离他。所幸他的主管发现了他的这种情绪，主动开解他："每份工作都会遇到困难，如果不开心能够解决，这样的工作未免太不具挑战性了。看开一点，找到解决困难的方法才是最重要的，我告诉你一个窍门，那就是乐观地去面对，情绪良好，才能将工作状态调到最佳。"

这位员工听了主管的话，觉得有几分道理，更何况现在的自己已经走进了死胡同，也许主管的方法真能让事情有转机呢？在保持良好的情绪几天后，原本一点头绪都没有的工作内容开始变得清晰起来，最终，这位员工保时保质地完成了工作。

当员工每天阴着脸上班的时候，说明他的情绪达到了一定的严重程度，如果这时管理者仍没有主动与员工沟通，不但会影响员工的工作进度，还会影响员工的工作热情。管理者要明确，只有沟通才能解决员工的情绪问题。

### 4. 第四阶段，以离职作为最终的选择

处在这个阶段的员工，其情绪不稳定的程度已经达到了顶峰。须知，每个人对所生存的环境都有一定的依赖性，选择离开需要勇气和决心，如果员工的情绪还能够进行调节，是不会做出离开的选择的。对于处在这种情绪下的员工，管理者要尽量与之沟通，尽量挽留。

这四个阶段是员工情绪变化的递进阶段，每进一步，员工的情绪强度就会增强，在最初阶段的沟通最为容易，随着强度的增加，沟通也会变得越来越困难，因此，管理者要尽可能在员工情绪强度较轻时，对员工进行情绪管理的引导，从而让员工用乐观的情绪对待全部工作。

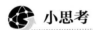 **小思考**

## 员工的情绪破坏力评估

1. 员工的情绪是随着时间的推移不断加强的，力度的加强，破坏力也会相应的严重。

2. 员工的情绪破坏力主要表现在工作方面，情绪强度越大，工作的效率就越低，因此，情绪强度是工作效率的敌人。

3. 越早发现员工的情绪，越能控制情绪的爆发强度。

## 快速走出情绪的控制

员工的每种情绪都有一定的强度，员工个人处理情绪的速度往往决定了情绪强度。比如，有的员工在情绪低落后，可以很快地进行自我调整，让整个人快速走出负面情绪的困扰，负面情绪对这样的员工，影响力十分

有限，但有的员工却迟迟无法走出情绪的控制，如果没有外力的帮助，情绪会随着时间的推移，渐渐地走向失控的边缘。

在员工的四种情绪中，负面的情绪占据了3/4，如果员工无法提高处理情绪的速度，员工的工作效率就会大打折扣，偶尔的失常发挥很正常，经常性的失常发挥不但会影响企业的发展，还会对员工个人的职业生涯产生不可估量的影响。

刘明是一家企业的员工，他所在的企业采用的是竞争上岗机制，这意味着每位员工都有可能在短时间内走上管理岗位，但也同时意味着，如果员工的适应能力不强，会很快地从既有岗位上退下来，这样的机制虽然很公平，但却增加了员工的压力。

刘明经过努力成为办公室主任，这个职位虽然权力并不算太大，但却也是每个生活在办公室的员工奋斗的目标。刘明在成为办公室主任那一刻，所表现出来的并不是喜悦，而是忐忑。这样的情绪是反常的，面对这样的反常刘明似乎束手无策，每天生活在这种莫名的恐惧当中，这样的情绪状态也随之影响到工作，结果，刚当上办公室主任三个月的刘明再次成为普通的办公室人员，这样的回归反而让刘明觉得很轻松，因为，他可以放下那种莫名的恐惧了，刘明的朋友这样对他说："你这个人处理情绪的速度真是太慢了，像乌龟一样，如果你能快速地将恐惧情绪处理好，你的位置就会只升不降了。"刘明听了，说道："你说的有道理，看来我的情绪处理速度真是有待提高啊！"

人的情绪就像六月的天气，这种变天持续几天，还是只是瞬间变化后又恢复原状，取决于员工的情绪处理速度，如果速度过慢，员工受情绪的影响就会很大，员工的工作就会受到极大的影响。

当员工的情绪出现问题且无法自己处理的时候，管理者就要与员工进行沟通，帮助员工处理自己的情绪问题，发现的时间越早，员工的情绪困扰就会越早解脱。

有一位工作了三年的员工，他被负面情绪困扰了一段时间，一直无法宣泄出这些负面的能量，脾气也变得越来越暴躁，周围的人看他的眼光都有些异样了。

在这种情况下，他的直属上司找他谈话，对他说："你的情绪问题已经有一段时间了，我一直没有说，是因为我相信你自己能够处理，但现在看来，你真的很难自己走出来，能跟我说说，是什么事情，让你产生这些负面情绪的吗？"这位员工听后，将自己的苦恼担忧都说了出来，他的直属上司在这时扮演了一个听众，认真地听完整个过程，诉说完成后，他发现自己的心情好了很多，这位上司说道："以后当你遇到无法解决的问题时，可以与我沟通，说出来就好多了，现在，你要快速地处理好自己的情绪，否则你的工作就会受到影响。"

员工的情绪处理速度影响着工作态度及业绩，作为管理者要主动与员工进行交流，让员工在短时间内整理好自己的情绪。

每位员工都会出现负面情绪，当这些负面情绪到达一定的程度时，就会全面地爆发出来，虽然企业的管理者不可能对每个员工都投入关注，但当发现员工被情绪困扰时，要主动与之进行交流，这样的做法，既可让员工感受到关心，同时又可帮助其快速地处理情绪问题，将所有的负面情绪扼杀在萌芽状态。

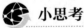 **小思考**

## 员工的情绪发展速度

1. 一般而言，情绪的发展是时间作用的结果，但也有例外，有的员工情绪爆发速度很快，甚至没有给其他人反应的时间。

2. 员工的情绪爆发速度与员工的个性相关，个性急躁的人，情绪爆发速度越快。

# 引导情绪持续性

情绪的爆发有一定的周期，同时，也存在着一定的蔓延范围。情绪的持续周期与员工自身的个性有关系，比如，有的员工在一定时期就会陷入莫名的低落情绪当中，这个情绪可能会困扰员工很长时间，这就是情绪的持续性。员工的情绪持续性分为两类，正面情绪的持续性，可以帮助员工完成华丽的转身，让其事业更进一步；如果是负面情绪，持续的时间越长，破坏力就越大。

郭晴是一家投资公司的职员，她在自己的岗位上工作已两年了，在这两年中，她承受了极大的压力，但幸运的是，郭晴的性格很开朗，遇到事情总是向着积极的方面去想。比如，有一次，她与一个客户洽谈融资的事情，但结果未能如愿，当时，郭晴有些失望，但这种失望的情绪并没有持续很长时间，一天后，郭晴又恢复了原有的活力。同事感到很奇怪，问道："别人的情绪都是来得快，但想走却并不容易，总要几天的时间，但你却一天都不到，一切事情就像过去了一样，怎么做到的？"郭晴笑了，说道："失败是成功之母嘛！难道生气就能解决问题吗？既然如此，我们又何必活在伤感的世界里呢？"

每个员工因性格问题，情绪持续时间不一，尤其是一些负面的情绪，性格开朗的人会很快乌云散尽，持续时间较短，因为有平常的心态，成功的获得就会相对容易一些。而一些性格比较内向的员工，负面情绪的持续时间就会加长，很多人甚至一个月都无法走出负面情绪的影响。对于这样的员工，企业的管理者需要进行适时的引导，以便让员工看到事情的另一面，恢复对生活和工作的信心。

当然，所有的情绪并非都是负面的，正能量的情绪也经常性地出现在工作当中，当员工的正面情绪发挥作用时，管理者要进行鼓励，让正面情绪从短暂的三分钟热度，变成员工前进的持久动力。

热情是一种强而有力、稳定、持久和深刻的情绪状态。这样的情绪持续周期越长，对员工的工作和个人发展就越有利。热情本身没有对立的两极，它的对立面是冷淡、冷漠；但热情具有程度上的区分、指向上的区别，以饱满的热情投身于学习、工作、生活和事业的人，生活充实而有意义，更容易获得成就和敬慕，适度而又长期的热情情绪，可令员工每天充满斗志，认真地面对工作的方方面面。

戴青是一个很热情的人，这种热情不但体现在待人接物方面，还体现在工作方面。他每天是最早到公司，最晚走的一个人。但就是这样，在他的身上却从来没有看到过一丝疲惫。

虽然他的方案有时也会被客户否定，但对此他只是笑一笑，之后会重新按照客户的要求进行设计。同事们都对他的耐心感到佩服，他却并不以为意，他曾这样对同事说："我知道，每个人都会有情绪，但我的情绪只有一种，那就是热情，我热爱我的工作，它带给我的不仅仅是物质上的东西，它更让我明白，原来我这个人是可以成功的，可以创造价值的。"

同事们听后，终于明白，原来戴青的成功是因为他持续的热情情绪，当热情在遇到挫折时，可以用微笑和信心去面对。

情绪的爆发不但有强弱、处理速度之分，还有持续时间的长短之分，负面的情绪持续的时间越短，对员工的身心越有利；正面的情绪持续的时间越长，对员工的个人发展就越起到推动作用。因此，对于不同的情绪种类，管理者要帮助员工进行认知和运用，只有这样，员工的情绪才能从负数变成正数，从而让员工在工作当中保持一个稳定的状态。

## 小思考

<br>

# 员工的情绪持续时间分析

1. 每位员工的性格不相同，情绪持续时间也不同。

2. 有些员工的情绪需要长时间的引导和纠正。

3. 员工的负面情绪时间持续越长，对工作的影响就越大。

# 第三节
# 影响情绪的因素

## 环境因素

员工的情绪变化有很多影响因素，其中环境因素是一个重要的影响方面，一般而言，像一些具有一定参数的能量存在形式称为环境因素，与员工情绪有关的环境因素有气象条件，如气温、湿度、气压，还包括噪声和振动等。这些环境因素往往会影响到员工的情绪，让员工的情绪不断发生波动。

相信人们都有过这样的体会，每当天气布满乌云的时候，我们的情绪也会十分低落，这就是受气压的影响，这样的影响持续时间不会太长，但如果天气持续阴沉，就会令我们的情绪陷入深渊，由简单地受环境因素影响变成其他因素共同作用。

李丽是个多愁善感的员工，每次天气变的时候，她的心中就会涌现很多不开心的事情。当天气晴朗时，李丽的情绪也会随之由阴转晴，但这一次，连续下了一周的小雨，李丽的情绪备受煎熬，工作上所有不开心的事情都出现在眼前，与同事相处也缺乏了以前的热情，每天上班脸上都写着"我很烦"三个字。

也许天气的环境因素无法达到让一个人的情绪持续不稳定的程度，但在天气这种环境因素的作用下，会产生其他的副作用，比如联想，情绪低落的时候，我们的联想内容也会与之相关，在这些因素的共同作用下，人的情绪就会变得很纠结。

另外，长期处在噪声环境下的员工会产生莫名的烦躁感，心中无法平静，遇到事情总是选择比较急躁的处理方式。

有一个长期在工地上从事体力劳动的工人，他每天面对的是机器的轰鸣声，这些声音对他而言已经成为一种习惯，就像有的人不听音乐无法安然入睡一样，但与音乐不同，噪声在不知不觉中影响着这个人的性格。

同一个工地的其他工人都清楚地了解这个人以前的样子。以前的他性格很憨直，脾气也很好，对任何事情都很有耐心，但现在的他却完全变了样子，遇事急躁成了他的标志。

环境因素对员工情绪的影响是在不知不觉当中发生的，很多员工甚至没有发现自己的这种改变，而误认为这是一种成长的过程，环境因素的危害并不仅限于人的情绪，对人的身体健康也有极大的危害，不同的环境因素对健康的危害各异，产生的职业病也不相同。

环境因素让员工的身心都受到损害，因此，员工要克服这样的影响，就要不断地调整自己的心态，让自己在每一天当中都活得充实而充满阳光，员工要保持这样的心境，就要凡事少欲少求，遇事能看到积极的一面，只有这样，员工才能将环境因素的影响降到最低。

总之，环境因素既是我们人类的"朋友"，也会成为劳动者健康的"敌人"。只要我们合理使用，做好自我防护，就能化"敌"为"友"，使它为我们人类的文明和发展服务。

 **小思考**

## 员工情绪的环境因素影响

1. 人的情绪的产生受环境影响，一些很平常的环境对一个人的情绪也会起到推波助澜的作用。

2. 不以物喜是一种境界，但真正达到的人少之又少，因此，人的情绪受环境因素影响是很自然的事情，既不可忽视，也不可过于执着。

# 人际因素

每个人生活在社会当中，会接触形形色色的人，每类人的处事方式都不同，人与人之间的矛盾就这样产生了。

在企业工作的员工，每天在工作中获取的压力远大于生活，在这样的环境下，每个人或多或少都会产生一些压抑，因此，员工在与他人相处时，就易受他人影响，情绪出现意料外的起伏。

陆秋是个很有个性的职员，他平时人很随和，又有自己的想法，与同事间的关系一向很融洽，但就是这份融洽为他带去了很多苦恼。

同事们对陆秋很信任，有些事情总是会对他说，而陆秋这个人感情又十分丰富。有一次，一个同事向他叙述遭到不公平待遇时，陆秋的反应比这位亲身经历的同事还要激动和愤慨，虽然这样的情感引起了同事的共鸣，但陆秋却因此耽误了工作，只能加班加点将工作完成。

陆秋的性格固然是择友的最佳人选，但像他那样的人受他人影响也很大，有些时候，过于冲动的性格不但不会帮助他人，反而会让自己陷入泥潭。

员工的工作压力一直存在，无论怎样性格的人，都会受到工作的一些影响，如果员工无法自动排除他人对自己的影响，就会增加自己的工作压力，使工作从快乐变成负担。

李雪是一名刚从学校毕业的学生，还处在试用期的她显得小心翼翼，但办公室从来都不是一个好相处的地方，尤其是当能力与资历都不在一个水平线上的时候。

　　不知是李雪个人太过敏感，还是她的性格不被同事所接受，每当她不在时，办公室便会有窃窃私语的声音，但一旦她回来，这种声音就会停止，几次过后，李雪觉得自己被针对了。从那之后，李雪变得更加难以相处，说话也变得尖酸刻薄起来，而办公室的同事每次与她说完话便会皱起眉头。

　　试用期过后，李雪很遗憾地离开了，在她走之前，办公室的一个同事将自己心中的疑问说了出来，"其实，以你的能力是完全可以过试用期成为正式员工的，但为什么你会前后发生那么大的变化。"李雪听后，讽刺地一笑，说道："你们不是常在背后议论我吗？在这样的情况下，我即便好好表现，留下来，也会受到排斥，我才不会做这样的蠢事呢？"这位同事听后，想了想，说道："你误会了，我们说的事情是公司的事情，因为你是新人，不想让你的工作受到影响，才会避开你。"

　　李雪看着这位同事，此时心中才明白，原来真是误解。

员工在工作中很容易产生这样的误解，而这些误解的根源就在于受他人影响和自己的主观判断。

　　易受他人影响的员工，自身的性格也相应存在着极大的缺陷，比如，有的员工很多疑，对任何事情都不会完全信任，这样的性格虽然不容易吃亏，但也交不到真心的朋友，自己不拿出真心，又怎能要求他人真心相待呢？还有的员工当自己是个万事通，什么事情都喜欢参与，这样的员工从表面上看八面玲珑，但其实却被其他的同事防范，这两类性格的员工就很容易受他人一举一动的影响。

　　虽然江山易改，禀性难移，但我们应能经常性地告诉自己，做好自己才最重要，通过经常提醒自己的方式，来改善易受他人影响的性格。

　　管理者面对易受他人影响的员工，也要进行适时的劝解，让员工明白做好自己的事情是在企业立足的关键，不要将同事间的关系过于复杂化，而是要将同事当成朋友和亲人，当他们遇到困难时，如果自己无法帮助他们解决，可以找管理者，不要因一些小的事情而影响工作，影响个人发展。

 **小思考**

## 他人对情绪影响作用

1. 人是社会的一部分，人与人之间的交往在所难免。
2. 人际关系对一个人的情绪影响是极大的。
3. 员工要铭记，处理好自己的人际关系，对自己的情绪也将产生深远的影响。

# 个人因素

我们的一生也许有很多个对手，但最大的对手却是我们自己，没有一个人可以清楚地了解自己，这就是所谓当局者迷。

每位员工在企业中的地位都是无可替代的。员工的情绪关系着企业的利益，两者之间虽然没有直接的关系，但却是互相影响的存在。

在员工情绪爆发的诸多因素中，很大一部分因素来源于自身。有的员工在工作中看不到希望，一个没有希望的人，自然容易陷入绝望的情绪当中。

在物欲横流的世界，人们看到了很多太阳后的阴影，这让人们感到失望，这种失望作用在自己身上，就会对自己的未来丧失信心。每当这种心态出现的时候，员工的情绪就会陷入低落，因此，只有重燃希望，才能让生活和工作走出绝望。

王芬是一个很不幸的女人，她的一生经历了一个女人所能遭遇的一切不幸，然而在上帝为她关上一扇门的时候，却为她打开了一扇窗。她战胜自己，用一颗充满希望的心去看待生活和生命。

在她23岁时，她嫁给了邻村的一个生意人，新的人生开始了，然而刚结婚不久，她的丈夫外出做生意，便一去不返。对于她丈夫的去向，众说纷纭，但无论怎样，王芬与她的丈夫失去了联系。更不幸的是，当时王芬怀上了孩子，这对她而言，无疑是雪上加霜，如果没有希望做后盾，那么，王芬是无法坚持下去的。

很多人认为王芬很傻，因为她始终坚信自己的丈夫只是去做生意了，这样的坚持让很多人不明白，但她却凭着这个念头支撑着，带着儿子顽强地生活着，把家里打理得更加井井有条。

王芬的儿子长大后，也像父亲一样去做生意，但不料儿子走后也同样音信全无。有人告诉她说她儿子在外做生意时病死了，但即便如此，王芬还是不相信，她始终坚信自己一家人终有一天会团聚。

也许在很多人的眼中，王芬傻得可怜，可正是那份执着的希望，让她在经历了痛苦后能够坚强地面对生活。一个人有希望就不会绝望，而希望来源于自身，一个员工如果能够对自己的个人发展充满希望，用一颗乐观的心去面对工作的挑战，那么，工作上一切的困难都将不复存在，个人的情绪也会在这种乐观心态的作用下由负转正。

当然，员工的情绪因素除心态问题外，还受目标的影响。比如，有的员工对自己的要求过高，事事追求完美，其结果是完美没有追求到，却让自己的情绪受到了影响，在工作中找不到自我。

王军是个很有理想的人，自参加工作以来，每一年都会为自己制定目标，最初的时候，他的目标订得并不高，每年只上一个台阶，这样的目标让他既有动力又能够实现，然而随着工作经验的丰富，他整个人变得更加激进了，他认为，一年一个台阶的速度太慢了，于是他将自己的目标调高，以便激励自己更加努力，然而，当目标订得过高后，他在工作方面感到越来越吃力，为了完成自己订下的目标，他达到了废寝忘食的地步，就是这样的努力，在最后，虽然也离他的目标很接近，但却没有全部完成。

这让他感到很苦恼，觉得自己的能力有限，无法完成自己的理想，因此，情绪陷入了低落，影响了工作效率，对自身的自信心也造成了严重的影响。

自身因素影响着员工的情绪起伏，因此，控制情绪要从自身开始做起，比如，给自己设定一个合理的目标，让自己既有动力又有追求；用开心的状态去面对每一天；正确处理工作与生活间的关系等，只有加强自身的修炼，才能最终控制情绪的变化。

 小思考

## 自我的情绪标签

1. 员工最大的敌人就是自己，同时，员工自身所经历的一些事情也是员工的主要情绪来源之一。

2. 当一种情绪来源于自身时，很多人无法正确地认识和处理，这样的状态也影响到了员工的工作效率。

# 第四节

# 情绪差异

## 工作性质与情绪差异

员工的情绪来源于工作，而工作性质与情绪之间有着密切的联系，不同的工作内容，所产生的情绪反应也不同。

从事文秘类的工作，其主要情绪来源于管理者。可以说，这类工作是受他人影响较多的工作类型，管理者的态度决定了文秘的情绪差异。

张灵从事文秘工作已3年。在这3年当中，她的喜怒哀乐都取决于直属领导的态度。比如，她的领导会要求她写一些材料，这让文笔并不出色的张灵感到很为难，毕竟文秘不是专业的文案，但张灵又无法对领导说出拒绝的话，毕竟交给她的工作也并不算十分难。于是，当张灵硬着头皮写出来后，领导看她的眼神都变了，说道："如果你真的无法写，你可以直说啊！这样的文笔让我怎么拿去演讲啊。"张灵的脸色变了变，说道："对不起，我会重写的。"这次张灵没有办法，只好求助朋友，最终顺利过关，但同时，张灵也觉得这不是长久之计，于是为此苦恼不已。

文秘在办公室的所有职位当中，是一个近水楼台先得月的位置，如果表现好，升职就会很快，因为，所有的工作能力都会被领导看在眼中，但文秘这个工作也是最易产生情绪变化的工作，很多时候，文秘的情绪变化并不取决于自己，而是与领导的态度有直接关系。领导的态度温和，文秘的情绪就趋于正面，反之，文秘的情绪就会向负面发展。

从事业务类工作的员工，其主要情绪来源于业绩。业务员这类的工作是最为自由的工种之一，但同时，这类工作要求业务员有极强的自律能力，如果这方面能力稍差，业绩就会不理想。

小李是个业务人员，在参加工作之初，为了以一个优异的成绩度过试用期，他的工作表现十分出色，每个月都有业绩，这对于一个新手而言，是极为难能可贵的。但时间一长，小李懒惰的一面就露出来了，业绩也随之下降。

有一次朋友聚会，同为业务员的小刘成绩十分出色，虽然也同小李一样参加工作仅仅半年，但他却做上了小主管的位置。对比之下，小李十分郁闷，自己的业绩并不理想，难道真的是能力不够吗?

小李在回去后，仔细思考了一下，他发现原因是他性格的问题，太过懒惰，没有付出，哪有收获，于是小李开始改变自己，增加业绩，几个月的努力，让他看到了成绩，自信心也增强了，他的情绪也变得积极向上起来，每天都会微笑着面对自己，面对客户，乐观成为他生命的一部分，正是这种乐观，让他攻克了一个又一个客户，最终做上了销售主管的位子。

业务人员的业绩是影响其情绪的根源，拥有良好的业绩能使业务员产生成就感，这份成就感足以让他获得自信，而一个充满自信的人就会释放正能量。

从事体力劳动的员工，其主要情绪来源于工作强度。体力劳动劳累的是身体，影响的却是情绪，尤其是当劳动强度过度时，不但身体会感到疲劳，人的情绪也会变得烦躁，因此，工作强度越强，员工的情绪也越差，反之，工作强度适中，员工的情绪也会越稳定。

不同性质的工作，情绪差异变化也会不同，而员工要想摆脱这些影响，就要加强自身管理，学会在短时间内将不良情绪排解出去，只有这样，员工的情绪才能保持一定的稳定，不影响工作及个人发展。

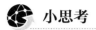 **小思考**

### 由工作性质引发的情绪变化

1. 不同的工作内容，会给员工带去不同的感受，而感受是引发情绪变化的前提。

2. 工作性质的不同，决定了员工情绪的来源，只有找到来源，管理者才能有针对性地调节员工的情绪变化。

# 工作时段与情绪差异

人们每一天都会有一种情绪，也许是快乐，也许是忧愁，总之，生活离不开情绪。可见，情绪已经成为我们生活的一部分。

情绪的爆发，需要一定的环境，而占据我们生命一半的工作自然就会成为情绪滋生的土壤。在工作中，人们的情绪是最容易发生变化的。

我们常说，一日之计在于晨。在早晨这个工作时段里，员工的精神状态是最佳的，经过一晚上的休息，身与心都进行了调整，此时人的头脑最清醒，正面情绪能量最足，因此，早晨是最有工作效率的时段。

有良好生活习惯的员工，总是将难度较高的工作内容放在早晨这个时段进行处理。在早晨这个时段当中，人的心情是愉悦的，带着这份愉悦投入工作，不但会提高工作效率，同时，还能保持一个良好的心境。

每天的下午时段，员工的工作会出现效率减退的情况，这时，情绪也容易发生变化，比如，员工会变得非常懒散，心情也会变得烦躁，这个时段不宜处理较难的工作，工作量也不宜过大，虽然下午的时间比早晨更长，但工作效率也会随之下降，因此，安排一些量小、轻松的工作能够调节这一时段的情绪，让自己的心情始终处于稳定的状态。

孙山是个不会安排时间的员工，对他而言，一天中的任何时段都是可以全身心投入工作的时间，然而，过分相信这一点的他，在工作方面始终无法更进一步。

他的这种表现主管看在了眼中，主管找了一个机会与他一起吃饭，在吃饭过程中，这个主管说道："刚开始工作的时候，浪费了不少时间。"孙山听后也感慨道："我现在也一样，还在摸索呢？"这位主管见孙山主动接话，于是笑着说道："其实根本不用浪费时间去摸索，你的工作能力没有问题，情绪问题才是主要的症结所在。每天早晨，是我们一天能量最为充足的时候，这个时候，人们经过休息，心情会比较放松和愉悦，如果能将困难而又有挑战性的工作放在这个时段处理，会取得较好的效果。"

孙山听后，说道："好，我试试。"孙山按照主管的方法重新安排工作的时间，结果，工作效率真的得到了提高，以前那种手忙脚乱的情形也不再出现了，他发现，经过合理地安排时间，自己的情绪也一直保持稳定，改变了以前情绪不稳的状态，整个人给人的感觉十分沉稳，值得信任。

也许，现在还有很多员工没有认识到时间对于工作和情绪的影响，孙山的情况其实并非最严重的，很多员工会将工作安排在晚上休息的时间，形成日夜颠倒，晚上精神十足，白天昏昏欲睡，这样的员工虽然也很努力，但工作效率往往是不进反退。因为，白天是主管交代工作的时间，在这个时间里，员工无法集中注意力，无法真正理解工作的内涵，晚上的工作自然事倍功半，多数时间都在做无用功，而当一名员工无论怎样努力都无法在工作方面取得进展时，情绪自然紧张、气愤而又失望，这样的情绪会导致员工出现失眠等不良现象，最终会因情绪问题而影响到自己在公司的表现，从而进一步影响个人的发展，形成恶性循环。

时间的出现就是让人们来遵循的，如果一名员工自作主张地安排时间，就会影响工作，影响情绪，因此，合理安排时间是控制情绪的一个主要因素，时间合理，情绪就会稳定。

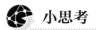 **小思考**

## 时间也是情绪的杀手

1. 一日之计在于晨，早晨这个时段工作效率最高，而在这个时段内，员工的情绪也是最稳定的。

2. 最容易产生烦躁的时间是下午。因此，当有一些事情需要员工改进或处理时，最好避开这个时段，否则，就会引起员工在情绪上的反感，反而让事情向相反的方向发展。

# 年龄与情绪差异

很多人的快乐记忆都停留在孩提时代，在那个时代里，我们拥有的只有纯真和快乐，那时的情绪种类简单，生活也简单。

在孩提时代，我们的眼中只有吃和玩，到了上学的年龄只多了一样学习。虽然那时也有烦恼，但却来得快去得也快。学生时代的我们也许最多的烦恼就是学习成绩的问题。

在步入社会的前期，我们还处在转身的阶段，那时，虽然突然的工作压力让我们感到很难适应，但却有着年轻的资本，对任何事情都充满热情。即便遇到问题，也能够乐观面对，同时，这个年龄段的人没有任何负担，父母还在上班，而自己也是单身贵族，在这种情况下，工作的问题还不足以让处在这个年龄阶段的人产生过多的负面情绪。

人产生压力的年龄是在30～50岁，这个年龄阶段，很多人已经有了家庭，观念也从以前的不过就是多两个人而已转变为一种责任，责任感既是动力也是压力。这时，工作上的压力就会像一座山让这个年龄阶段的人感到呼吸困难。工作上的不如意往往会加大这个年龄段员工的情绪反应，这些反应很多时候得不到排解，于是员工就会将这份情绪反应藏在心中，时间久了，积压得越多，员工的心理变化就越明显，其情绪低潮期就会越长。

李环已经35岁了，在公司工作了六年，从他29岁结婚起，就一直在这家公司工作。他的工作带给他极大的压力，管理者并不好相处，但他却不敢轻易跳槽，用他的话说：我身上的责任已经不允许我轻易改变现状。

刘哲是李环的同学，但相对于李环而言，要幸福许多，因为，现在的他还在拼事业，并没有家庭的负担。一次，李环与刘哲一起出来喝酒，李环带着几分醉意，说道："我这个年龄压力真的很大，但所有的压力我都只能藏起来，在家要做好父亲，在外也要做个好同事、好下属，真可笑，以前我从不觉得压力对我而言有什么难以度过的，但现在这些压力真让我背不动了。"刘哲劝道："既然背不动，就放下好了，何必让自己每天活得这样郁闷呢？"李环笑了，"我不像你，没有家庭，我现在如果不做这份工作，我的家庭怎么办？""如果非要做这份工作，你就要改变情绪了，否则，你即使想要保住这个饭碗，恐怕也不会如意，一个人没有好的心情工作，怎么可能有成绩。"李环听后，好像忽然清醒了，说道："你一句点醒了我，看来，是我自己太过为难自己了。"

每个年龄阶段的压力不同，情绪也不同，如何处理这样情绪，需要当事人自己清醒。但有一点毫无疑问，30～50岁是人生当中压力最大、负面情绪最多的年龄阶段，在这个被称为黄金阶段的年龄阶段，许多人背负着事业与家庭的双重压力，更重要的是这一阶段的员工往往求稳，而小心翼翼地将自己的负面情绪隐藏起来，当这些负面情绪到达一个顶峰的时候，就会爆发出来，于是，我们看到了诸多极端的发泄方式，比如无节制的酗酒、处在亚健康状态的失眠现象等。

处在这个阶段的员工更要找到适合的减压途径，比如开怀大笑。人是一种很奇怪的动物，一个动作时间长了，就会成为一种习惯，当一个人习惯于大笑后，心情就会明朗起来，变得万里无云，当然，这只是其中的一种方式，还有很多其他的方式可以实现减压。喜欢运动的人可以多做运动；喜欢写一点东西的人，可以将自己的心情写在纸上，把烦恼写出来，在写的过程中，情绪就会渐渐趋于平静。如果在短时间内找不到让自己放松的方式，可以进行深呼吸，呼吸不仅有利生命，还可以清醒头脑，抚平纷乱的情绪。

人在进入老年阶段后，心境会豁然开朗，凡事都能够看开，这时，既没有工作的压力，也没有了抚育子女的压力，因此，很多老年人的烦恼事是极少的，情绪也会相对稳定。

人的年龄与情绪间有着密切的关系，一般而言，孩子和老年人的情绪变化较少，处在事业和家庭兼顾的年龄段的人情绪变化最为激烈，表现方式也最为复杂，而企业的优秀员工多处于这个年龄阶段，因此，管理者要关注员工的情绪变化，尽可能地为他们营造一个温馨的工作环境。

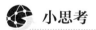 小思考

## 年龄与情绪的关系

1. 与其说年龄与情绪有关，不如说人的经历与情绪有关，经历越多，情绪变化就会越小，反之，经历越少，情绪的变化就会越明显。

2. 每个人都经历了由年少的冲动到成熟的稳健，这个过程就是情绪不断变化的过程。

3. 对于在职场打拼的有一定年龄的员工而言，情绪的变化会由激烈转为温和。

第三章

# 员工情感地图

# 第一节

# 员工情感

## 情感的种类

人的感情是最为丰富的，既有与生俱来的亲情，也有后天的友情，还有进入成年后的爱情，这些情感是每个人需要用一生去守护的。无论多么优秀的员工都需要这些情感的支持，只有将这些情感理解和领悟通透，员工的心境才能更上一层楼。

### 1. 亲情

员工的情感当中，亲情是第一个出现的，也是排在第一位的。当我们从降生的那一刻起，亲情就伴随着我们，它是无私且不求回报的，这种亲情不限于血缘，只要待我们以诚以真的人都能够成为我们的亲人。

人与人之间的感情是很微妙的，而亲情是超越友情与爱情的存在，如果员工在亲情方面出现问题，那么员工的整体工作状态就会陷入低迷。

段飞是一家公司的创意人员，他的脑筋转得很快，有很多值得推广的创意，客户对他的创意也一直很满意，但最近，他曾向领导请假，但主管以公司的事情太忙没有批准。最近一段时间的段飞，思路似乎受到了阻塞，每天无精打采地上班，创意也越来越普通。

这样的表现让他的主管很失望，但却没有对他下结论，这位主管记得段飞曾想请假，于是便调查了一下他想请假的理由，通过调查发现，原来段飞的妈妈生病了，他想亲自去照顾，而自己没有批准，因此，他的心情十分低落。查明了原因，这位主管主动找到段飞，对他说："抱歉，你的情况我现在才知道，这样，你先去照顾你的妈妈，公司的事情先放一放。"段飞听了，很惊喜，说道："主管你放心好了，我会一边照顾妈妈，一边想创意的。"这位主管点点头："好，不过你自己也要注意身体，不要太劳累。"

段飞如愿以偿地请了假，在细心照顾自己妈妈的同时，也为公司想了几个让客户满意的创意，一举两得，既照顾了亲情，又兼顾了工作。

无论多么优秀的员工也是普通人，亲情是他们割舍不了的存在，管理者要照顾员工对亲情的渴望之心。

亲情伴随着我们一生，但有一种感情却让我们找到了真诚的快乐，这种感情就是友情。

### 2. 友情

对于这份情感，很多人都深有感触，尤其是出门在外的人，对友情这个词有着更深的眷恋和理解。

友情的开始是从我们学会认识这个世界为起点，当我们在某一个地方，遇到某一个与自己相处很愉快的陌生人后，便衍生了友情，真正的友情是建立在分享和尊重之上的，当我们快乐时，有一个或几个人因为我们的快乐而快乐，当我们伤心时，他们会在身边陪着我们伤心，让我们在最孤单的时候感受到温暖。

企业当中员工友情的建立多发生在同一个企业内部，这样的友情如果稳定，将会有利于员工的稳定，因此，友情将会成为员工不可割舍的一部分。人其实是有一定的依赖性的，这种依赖性并不表现在物质上面，而是精神上的，友情就是一种精神上的依赖，员工会因企业内部存在的友情而感到快乐，这种快乐不是用金钱能够买到的，员工可以跟很多人交朋友，出于很多原因也有许多收获，比如，朋友之间聊的话题很广，可以聊新上映的影片，也可以分享彼此心中最深的故事，在与朋友相处当中，不用小心翼翼，也不用刻意讨好，这种状态是员工最为放松的状态，而放松则是最好的释放压力的方式。

李丽是个很内向的女孩子，她的职位是办公室文员，这个职位工作简单，压力小，很适合李丽的性格。

李丽在这个职位已经工作三个月了，对周围的同事也算熟悉了，但除了工作外，她从不和其他的同事出去玩，也不谈工作外的内容，每次看到同事在休息时间有说有笑，李丽就会默默地拿起一杯可乐来喝，她的这个习惯被其他的同事看在眼里。

有一次，李丽的同事提议大家一起出去唱歌，李丽婉拒了，同事拉着她说道："走吧，我们一起去玩，人多才好玩嘛。"李丽没办法，只好跟着去了，在唱歌的时候，李丽只是喝着饮料，没有唱一首歌，同事将她拉到前面，说道："找一找，看哪一首你想唱，你都听了那么久，也让我们当回听众。"李丽选了一首歌，唱过后，回头看一眼坐着的同事，同事们很夸张，说道："原来你唱歌这么好听，说吧，还有什么是我们不知道的？"李丽听后，笑了，说道："没有了。"同事们拉着她聊了起来，问她很多问题，比如，为什么唱歌这么好，有什么秘诀，喜欢哪一类型的歌曲等，虽然这些问题很无聊，但却让李丽打开了话匣子，经过这次唱歌的经历，李丽与同事间的感情更进了一步，沟通起来也更方便，更有效率了。

其实，我们每个人都需要友情，只有有了这种感情，我们才能在处理枯燥的工作之余，感受到快乐的存在，也只有这样，才能保持对工作的热情，让工作环境成为员工留下快乐的欢乐谷。

当亲情和友情出现后，另一种感情也会随之出现，即爱情。

### 3. 爱情

中国人对爱情用缘分来解释，爱情是人在长大后很自然的一种需求，爱情最初来源于心动，渐渐地接触下来，才形成了爱情，但爱情并不是得到后就会成为永恒，它需要面对时间和诱惑的考验，只有经历了这些，才能真正执子之手，与子偕老。同一个环境是滋生爱情的最佳土壤，很多企业禁止这种所谓的"办公室爱情"，这样的做法虽然有些不人性化，但却有一定的道理，如果两个员工能够和平而温馨地相处，自然对工作有促进作用，但一旦两个人产生矛盾，就会对工作产生极大的影响。而人的感情是不会因任何禁令而改变的，既然无法禁止，就要尽量引导，让员工明白爱情与工作是两部分，若互相干扰，只会让自己一事无成。

员工也是普通人，他们的感情世界与普通人一样，情感需求也没有太大的差别。情感体验的过程充满了酸甜苦辣的滋味，每一种滋味都让员工成长，这个成长过程对员工真正的感悟生命是极具促进意义的，虽然郑板桥曾说过"难得糊涂"，但糊涂一时可成事，糊涂一世难为人。我们每个人都要活得明白一些才更好。

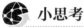 **小思考**

### 员工的诸多情感类型

1. 一个人的一生会产生亲情、友情和爱情这三种情感。
2. 员工的感情世界与普通人一样，管理者不要刻意压制员工的感情。
3. 在处理感情问题上，员工与管理者都要保持一颗冷静的心，越是感情用事，感情的事就会越难处理。

## 情感的表达

每个人都需要情感，但情感并不是一杯白开水，只要饮用就可满足需求，情感是需要表达的，否则，所谓的情感就永远只能藏在心中。

情感表达就是人通过面部表情、语言声调表情和身体姿态表情等方式向他人表达自己的情感特征与情绪变化。

对员工而言，到位的情感表达方式可以有效地促进情感的交流，从而达到预期的情感效果。情感表达是双方面的，目的有两个，一是展现自身的价值，实现与他人的沟通与合作；二是有效地了解他人的价值，以便更好地与他人合作。

人的情感表达主要有三种方式：面部表情、语言声调表情和身体姿态表情。

### 1. 面部表情

人的面部是表情最丰富的器官。面部丰富的表情能将人的喜怒哀乐都充分地表现出来。人的面部共有五官，其中能表现情感的有眼、眉、嘴、鼻四部分，另外通过面部肌肉的变化也可传递出不同的情感。

眼睛是心灵的窗口，在人的眼睛中，有着最丰富且完整的内心活动，人的一切心思变化都在眼中得到了最真实的体现。一个人的眼睛能够冲破习俗的约束，自由地沟通彼此的心灵，有些时候，一个眼神的力量远远大于千言万语。

眼睛是人们情感的自发表达者，当一个人欢乐或者忧伤时，透过人的眼睛就可以进行准确的判断。从一个人的眼中，我们可以看出这个人的内心活动，比如，这个人是心虚、诚恳还是伪善，判断的方法是看一个人如何去看他人，如果一个人正眼视人，这个人就是个坦诚之人；如果一个人刻意躲避他人视线，这个人就是心虚之人或对他人有故意隐瞒之事。

眼睛的瞳孔也可以反映出一个人的喜恶，当一个人看到喜欢的东西时，瞳孔就会放大；但当看到不喜欢的或者厌恶的东西时，瞳孔就会缩小。

钱宁是个很会隐藏心思的女孩子，每天无论遇到多么不开心的事情，她总是以微笑示人，在她的心中，似乎所有的事情都是可以解决的，这样的心态让很多同事都佩服不已，但只有钱宁自己知道，自己只是善于伪装罢了。

钱宁最好的朋友在另一家企业工作，即使面对好友，钱宁也不肯吐露心声，在钱宁看来，烦恼一个人承受就可以了，何必让好友也为自己担心呢？但她的好友却告诉她："我知道，你最近不开心。"钱宁笑着说道："难道你会读心术？"好友认真地看着她："我是从你的眼睛当中看出来的。也许你自己都不知道，你的眼中写着'我很烦'三个字。"钱宁叹了口气，"好吧，你说的是对的。没想到，最后是我的眼睛出卖了我的内心。"

眼神可以传递出的信息远比我们想象的要多很多。只要注意观察，员工的一切心理活动都会毫无掩饰地表现出来。

人的眉毛也能够表达出人的情感变化，比如，柳眉倒竖表示愤怒，横眉冷对表示敌意，挤眉弄眼表示戏谑，低眉顺眼表示顺从，喜上眉梢表示愉悦。不同的眉毛形式，表达出了一个人不同的情感，而眉毛的情感表达往往是一种自然而然的行为，因此，它的表达方式能够真正体现出一个人的真实情感。

眼眉之下，一个人的嘴部可以有诸多的口形变化。在伤心时嘴角会不自觉地向下，开心时嘴则会上提，委屈时噘起嘴巴，惊讶时张口结舌，愤怒时则会咬牙切齿，而当遇到一些我们必须忍耐的痛苦时，往往会咬住下唇。

很多人通过眼睛、眉毛、嘴部来表达自己的情感，鼻子是最容易让人忽略的表达方式，而这种忽略往往可以表现得最为真实，比如，一个人明明在生气，却可以笑着继续与他人说话，这时，他的嘴部、眼睛都会因这种假笑而让他人产生一种错觉，而此时的鼻孔却会不自觉地张大，只要注意到这个细节，我们同样可以看到他隐藏在笑容背后的真实情感。一个人在表示厌恶时耸起鼻子，轻蔑时嗤之以鼻，愤怒时鼻孔会扩张，而在紧张时鼻腔会收缩。

除此之外，一个人的面部肌肉如果松弛，就表明他此时的状态是轻松且愉快的；如果一个人的肌肉很紧张，说明他正在经历痛苦或此时的他很严峻、严肃。

一种情感的表达是一致的，如果一个人想要故意去掩饰一些什么，那么，面部各个器官的整体性和协调性就会遭到破坏，这时，其五官将出现复杂而不和谐的表情，这样的表情只说明了一件事，即现在他所表达的并非内心最真实的感受或想法，对于有这种表情的人，我们不可轻信他所说的话，需要进行进一步的了解。

**2. 语言声调表情**

除五官外，人的语气和语调也是表达感情的一种有效方式。人们传递信息的主要工具就是语言，一个人的语言表达出了人们的一种复杂情感，尤其是中国的语言，表达丰富且表意多样，因此，人们在说话时，总是会经历短暂的思考后才会表达出来。

语言表达出了一个人的文化水平、价值取向和性格特征。从一个人的语言当中，我们可以对其进行正确的判断，人在悲伤时，语速会变得很慢，声音也很低，整个人显得沉重而呆板；人在激动时，往往声音高且语速快，有时甚至会出现语无伦次的现象。

一般而言，人们还会从声音中来判断一个人的地位，虽然这样的判断方式有些武断，但事实上很多人都这样去判断。比如，语速较快、口误又多的人被认为地位较低且紧张；而慢条斯理的人被认为地位较高、处事冷静；说话结结巴巴、语无伦次的人则会被认为缺乏自信，或者言非心声。一个人要想获得他人的认可，语言无疑是需要进行自我改进的第一步。让自己成为一个处事冷静且自信的人是改变他人印象的前提。

人们在判断他人说话的含义时，往往只注重他人说些什么。这样的判断有失准确，在注意他人说什么的同时，还要注意听他怎样说，同样一句话，不同的语气、强弱、起伏、节奏就会有不同的含义，领会他人的"言外之意"，才能捕获他人的真实情感。

吴加毕业后刚参加工作没有多久，一次，他在同学聚会中，说起自己对人生的规划，其中有一个同学用尖锐的语气说道："你的人生才刚开始，这么有远见，现在就开始规划未来。"吴加并没有听出同学的嘲讽之意，而是认真地说道："没有对未来的规划，我们怎么能有动力继续走下去呢?"那个同学没有接话,只是一笑。

　　吴加将同一番话说给自己的主管听,主管听后,很开心,说道:"好,我认为你的想法很好,很有远见。"虽然主管也是用了远见这个词,但他的语气中肯,表达了一种认可和赞赏。

我们可以看见,同样的一个词语,用不同的语气和声调去说,就表达了不同的情感。语言交谈能够沟通思想,让彼此更加了解。但语言的运用从来都不是"1 + 1 = 2"这样简单,它展现出的是人的情感的精微之处,而不是词汇本身所表达出的含义。领会语言情感的表达是一种境界,只有达到这个境界,才能读出他人心中所想。

### 3. 身体姿态表情

手舞足蹈这个词是形容人在兴奋时的一种身体表情。现在人们传递情感的方式已经不局限于语言表达,还会利用自己的身体语言来传递一些信息,而事实也证明身体语言所表达出的感情更真实,更具可信性。

不同的身体语言表达出了一个人不同的情感。

(1) 手部传达的表情。

捶胸顿足是表示后悔或愤怒,振臂则表明情绪的激昂,双拳紧握则表明义愤填膺,情绪濒临失控、搓手不停时表示心中烦躁不安。

(2) 脚步传达的表情。

如果脚步轻盈则表明心情愉快,如果脚步沉重则表明心事重重,而坚定且有力的脚步表明勇敢与坚强。

(3) 脚的方向传达的表情。

当一个人接听电话后,整个人的身体开始向外转,而脚的方向则冲着门,这样的表现,就说明这个人有急事,想要离开。如果一个人的脚始终处在最初的状态,说明这个人心中无事,一心只想做好当前的事情。

人与人之间的关系是复杂且多变的,我们要从整体上进行观察,用综合的方式判断一个人的真实的内心情感,不要一切想当然。总之,人的情感表达的客观本质就是为了向他人展现自身的价值关系,这种展现有时是真实的，有时则是虚假的，在了解人的过程中，察言观色并不是一种贬义，而是一种能力，如果没有这个本领，我们就无法真正了解一个人。

 **小思考**

## 员工的情感辅导

1. 员工的情感世界是十分丰富的，任何一种情感都有多种表达方式。

2. 有的员工是外冷内热，而有的则是外热内冷，不同性格的员工表达情感的方式也有所区别，只有长时间的仔细观察和接触，才能真正触到一个人的内心深处。

3. 在与情感表达方式不同的员工接触时，方法不同，扮演的角色也不同。比如，对于爱说的员工，管理者需要扮演听众；对于那些非常沉默的员工，管理者则需要扮演引导的角色，尽量用较多的语言来让员工打破沉默。

# 第二节

# 员工的人际矛盾

## 人际矛盾的表现方式

企业是一个小型的社会，在这个小型社会当中，员工与员工间的关系也如我们所生存的社会一样复杂多变，员工间既是同事，是朋友，但也存在着一种潜在的竞争，这样的复杂关系，往往让员工的人际矛盾极为突出且普遍。

员工的人际矛盾分为日常矛盾和利益矛盾两种，不同的矛盾根源有不同的表现方式。

### 1. 日常矛盾

在工作当中，员工之间会互相交流，这种交流往往不仅涉及工作，还涉及思想和生活。人与人之间思想和生活的理念存在很大的区别，而这些区别就是矛盾的根源。

小李和小刘同在一家公司工作，平时，两人的关系还算不错，工作上面配合也较为默契。可能正是因为如此，两个人在休息的时候，总是会讨论一些工作以外的东西，有时是天气，有时是电影，这些闲聊的话题自然不会引发矛盾。

但随着两个人越聊越投机，话题的层次也开始提升，理想成为他们经常讨论的话题，小李与小刘的生活态度完全不同，他的理想是希望能过睡觉睡到自然醒的生活，他认为这样的生活才是享受，但小刘则将事业看成人生的全部，认为一个人只有在事业上获得成功，才能算真正的成功者。

两者的生活态度不同，理念自然有所差异，正是这种差异，让同样倔强的他们因此起了争执。

这就是日常矛盾，与工作无关，只与各自的性格有关。处理日常矛盾的方法其实很简单，就是对对方多一些包容，不要将自己的理念强加于对方，求同存异是矛盾双方和平相处的法则。

日常矛盾的产生源于各自的生活和理念，学会退一步海阔天空即可，但涉及利益的矛盾就不容易化解开。众所周知，人的本性就是趋利避害，虽然很多人都否认这样的本性，但当事情发生时，人们还是会遵循人性行事。

### 2. 利益矛盾

在利益的作用下产生的矛盾分为两种：一是物质利益，二是精神利益。

当今的社会被普遍公认为是物欲横流的社会，一切向物质看齐，已经不是一句口号，而是变成了人们做人做事的一种指南。有人认为，这是人性的堕落，但任何事情都有两方面，一方面它让人性变得贪婪，另一方面也让人们有动力去追求更好的生活。

无论我们承认与否，物质在我们生活中的确扮演着重要的角色，因物质产生利益冲突的事件更是比比皆是。

企业的员工之间也会产生这样的物质利益冲突。比如，有些员工在工作时，会注意其他同事的表现，如果其他同事没有自己表现的那样努力，这位员工心里就会产生不平衡，这些不平衡大多来源于薪酬相同，但劳动付出却不同。

林立参加工作已经一年有余，在他的心中，这一年多的工作让他学到了很多，不但包括知识和技能，还包括对工作的态度。

林立所在的办公室有一种气场，这种气场散发着负能量，在这个办公室的员工似乎不知努力为何物，每天机械地上下班，对工作也没有热情。林立初来之时，看不惯这样的工作氛围，但因那时是新人，也不好对其他员工说什么，他只觉得自己的努力还不如老员工的薪酬高，觉得很委屈。但时间长了，林立也变成了一名老员工，结果他也同其他的老员工一样，每天按时来，按时走，对工作态度也由最初的努力认真，变成现在的得过且过。

一个环境能够影响一名员工的成长，但这并不是主要因素，物质利益的冲突才是改变一个人的决定性因素。试想一下，如果林立的努力被领导发现，并得到了应有的物质回报，那么，林立的工作态度还会轻易受他人影响吗？有些时候，物质激励一个人，将会对他周围的人都产生刺激作用。

但是物质利益的诱惑极大，有时会因此引发大的矛盾。上面所说的不过是最小的一种因物质利益而产生的矛盾，有些员工为获取物质利益甚至会采用非法手段。

有一家公司的会计从事工作有五年了，但最近一段时间，他的生活很不如意，所以，他选择用赌博的方式来排解烦闷，结果欠了别人十几万元，这个数字让他感到很头痛，于是他将心思放在了公司的财务上面，他利用职务之便，还上了欠款，但没过多久就事发，等待他的将是没有自由的牢狱生活。

员工与公司间存在着亲密的关系，如果员工破坏了这样的关系，不仅会让公司遭到损失，员工自己也会深陷其中。

除物质利益外，精神利益也是员工人际关系中易产生矛盾的发源地。在企业当中，所谓的精神利益其实就是名誉。人的一生只有短短几十年，真正放在工作的时间也就三十年左右，在这三十年中，是人们奋斗的黄金期，每个人都希望在这期间为自己多留下一些能够在人前炫耀的历史，这是每个人心中都想得到的东西。

金钱虽然有极大的魅力，但它的吸引力只能让人羡慕，却无法让人崇拜。名誉则不同，它能带给人精神上的享受，正是这一点，让企业的员工在精神利益方面互不相让，最终产生不可调和的矛盾。

欧雪与周佳是一对好朋友，两个人一同进公司，从最初的新人时期就开始互相扶持，遇到任何事情双方都是有商有量的。两个人虽然不是亲姐妹，但在外人看来却比真正的手足还要亲厚几分。

但有一次，两个人一同找到了一个客户，共同谈下来。她们的主管领导很开心，给了二人物质奖励，在找她们谈话的时候，欧雪说："这件事情我们都出了力，无论是功是过，我们都应是一人一半。"但在找周佳谈话时，周佳只说了自己是如何运用策略，然后两个人按照自己订的策略共同争取到了客户。虽然，在这个过程中，周佳没有说欧雪一句不好的话，但却在有意无意中将大部分功劳归于自己。

最后，当年终的时候，周佳获得了公司最突出贡献员工的称号，而欧雪却一无所得，所有人都对欧雪说："你们一起争取到了公司的大客户，平时的表现也没有太大的差别，结果一个站在台上接受掌声，另一个却只能在台下当观众。"欧雪当时没有说什么，过后，她问周佳："我很想知道，我们争取到那个大客户时你说了什么？"周佳一愣，说："我说是我们共同争取的。"欧雪反问道："真的？"周佳被欧雪问得心虚，别过脸说道："当然。"欧雪当然知道周佳是心虚了，欧雪觉得自己被出卖了。

精神利益同物质利益一样，都对其面前的员工提出了考验，如果一个员工在精神利益面前选择牺牲他人，那么，终有一天也会被他人抛弃和牺牲。

员工的人际矛盾主要有两个方面，一是员工与员工间的矛盾，二是员工与公司间的矛盾。这两方面的矛盾由日常矛盾、物质矛盾、精神矛盾激发，从而构成了员工的一个又一个人际矛盾陷阱，让员工的人际关系陷入危机。

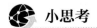 **小思考**

## 员工的人际关系辅导

1. 人与人之间既是互助也是竞争的关系。因此，平衡是关键。

2. 员工要想解决自己的人际关系矛盾，首先要解开其内心的心结。

3. 欲成大器，必先大气。一个性格温润的人总是受他人的欢迎，而这样的人，人际关系矛盾出现的概率就会小之又小。

# 人际矛盾的强度

员工与员工之间，员工与企业之间因各种利益关系产生诸多的矛盾，这些人际矛盾有些是表面的，但有些却是深层的，强度不同，处理方式也有所区别。

### 1. 摩擦

人际矛盾的第一层次是摩擦。这是矛盾的最初形态，很多人不注重这个形态，认为人与人之间存在摩擦是正常的，正是这样的想法，让很多人忽略这一矛盾事实，导致矛盾不断升级，直到无法调和。

李响和赵阳是同事，两个人进公司之初也仅仅是点头之交，但随着工作时间的推移，两个人在工作上的交集越来越多，交往的增多就为摩擦制造了更多的机会。

有一次，两个人共同完成一份工作任务，在讨论如何进行时，双方产生了争执，讨论很久都没有定下方案，他们都觉得自己的想法更有利于完成这项工作。在这种情况下，只好由主管出面敲定最终的执行方案。

李响与赵阳之间因为这件事情产生了摩擦。但主管并没有过多的注意，两个人的关系和配合能力也出现了问题，而随着这样的情况越来越多，两个人矛盾不断升级，甚至到最后，主管会将工作事先分成两部分由两人分别执行，以减少他们之间矛盾的产生。

摩擦是人际矛盾关系恶化的第一步，当摩擦产生时，要及时解决，不能任其发展，只有这样，摩擦才不会扩大，当员工的摩擦是源于工作，而员工自己又无法解决时，主管就要出面解决，让员工明白，所有的争执都是为了工作，不要因为工作而影响同事间的感情。只有让摩擦的双方都明白这一事实，才能将因摩擦产生的矛盾扼杀在摇篮。

### 2. 互相诋毁

当摩擦产生后，没有及时解决，人际矛盾就会升级，从而进入第二层次，即互相诋毁。到了这个阶段，员工的心中就会对彼此产生轻微的怨恨。

萧小大学毕业后进入了一家广告公司，从事业务工作，与客户进行接触和洽淡，林慧也是这家公司的业务人员，因为双方事先没有进行沟通，所以她们找到了同一个客户，虽然这个客户与公司进行了合作，但对于是谁的业绩主管也无法分清，毕竟双方都与这个客户进行过深层次的接触。萧小和林慧因此对彼此产生怨恨，在其他的同事面前，总是会拿对方的失误开玩笑，看似玩笑，但每一句都刺到对方的心里，但在平时的时候，双方见面还是会打招呼。

员工的人际矛盾进入第二层次后，员工间就会出现面和心不和的处事方式，在这种人际关系下，隐藏着对彼此的强烈不满，不和的员工之间会利用一切可利用的机会来嘲讽对方，此时就要引起主管领导的重视，在听取意见时，也要进行深入调查，做到公平公正，同时，找双方进行交谈，让他们明白，无论怎样的矛盾，都不能将情绪带到工作当中，只有这样，他们才能在事业上有所成就。

### 3. 见面不相识

任何矛盾在最初阶段解决起来相对较容易，而随着矛盾的深入，彻底解决的可能性也越来越小，当员工的人际关系矛盾进入第三层次，即见面不相识时，解决起来就会变得更加困难。

在这个阶段，员工与员工间的人际矛盾关系已经不可调和，双方对对方的情感是漠视，这时不要谈合作，说一句话都是困难的。在这个阶段，如果当事人双方无法想通，那么，他们的矛盾是无法依靠外力解决的。比如，一个人连看见对方都不愿意，在这种情况下，谈和解根本是死路一条，只有经过一段时间的沉淀，双方的心慢慢打开，才有可能对当事人双方进行有效的调节，让双方重新认识对方，真正做到不打不相识。

一般而言，员工的人际关系多处于第一和第二层，能够到达第三层的很少，毕竟大家都在同一个企业工作，低头不见抬头见，为了顾全双方的面子，都不会将人际关系赶入绝境。员工人际矛盾的强与弱，与当事双方的心胸有关，心胸广阔之人，矛盾就只会是暂时的，但若遇到一些心胸狭窄之心，小的摩擦也会一点点变成大的矛盾。因此，员工在处事时学会宽容和大度，人际关系才能向更好的方向发展。

 **小思考**

### 解析员工的人际关系

1. 人与人之间本就存在着各种利益关系，这些关系就是矛盾的根源。
2. 矛盾也有层次，层次越深，从根本上解决矛盾的概率就越低。
3. 矛盾的解决原则是早发现，早解决。

## 同事不和的心理

人与人之间的人际矛盾来源于频繁的接触，在同一个企业当中，同事间接触的时间最长也最频繁，因此，同事间的人际关系战争从来就没有停止过，虽然所有的人都知道人际关系是事业的基石。

同事间的矛盾积压的时间越长，解决起来越困难，宜解不宜结是处理同事间矛盾的原则。

同事不和的现象存在于每个工作场所当中，而导致同事关系紧张的原因，除了直接的利害冲突外，每个人心中的那份"自我"的心理也是其中的重要原因，那么，究竟哪些行为是员工自我的表现呢？以下几点是员工常见的处事方式，这些方式将会影响到员工的人际关系。

### 1. 有好事不通报

公司经常会为员工发一些福利，但有些员工心中却只有自己，当他最先知道后，总是自己先领了，却没有告诉其他的同事，甚至有些东西明明可以代领，却从来不帮人代领。如此几次，同事们自然会有其他的想法，认为他不合群，缺乏共同意识和协作精神。在这种情况下，同事间就会产生嫌隙，以后如果其他的同事有事先知道，或有东西先领了，也就有可能不告诉他。如此下去，彼此的关系就不会和谐了，这是一种自我、自私的心理，在这种心理的作用下，员工之间自然也就无法同心同德，人际关系紧张也就在所难免。

### 2. 明知而推说不知

同事之间互相帮助是很正常的事情，但有些人却不以为然。

刘盼在一家公司工作了3年，在这3年当中，她身边的同事已经换了好几拨，身边的老同事也越来越少，但就是这样，刘盼在公司的人缘并不算太好，原因就在于刘盼这个人不喜欢帮助他人。

新来的同事在有不明白的问题时，会向刘盼这个老员工请教，但刘盼每次不是含糊其词，就是告诉对方自己也不知道，同事在失望之余，会觉得她不够坦诚和真诚。

企业是个小型社会，员工之间的关系也很复杂，有些时候，员工会用知道却不说的方式保护自己。但这样的方式一旦被他人得知，彼此的关系就会受到影响。一个人被其他人排斥在外，时间久了，就会对这个环境感到失望，这也是很多员工不断跳槽的原因之一。

### 3. 进出不互相告知

在一些员工的眼中，上班是件很平常的事情，于是我们看到，很多员工悄悄地来，悄悄地走，见了谁都不打招呼，这样的进出方式让很多人都产生误会，认为这样的人目中无人，其实，互相告知，既是共同工作的需要，也是联络感情的需要，它表明双方互有尊重与信任。

### 4. 不说可以说的私事

人们总是避讳说自己的私事，办公室的同事间也只谈工作，工作以外的时间只说一些无关痛痒的话题。这样的方式自然可以少引发一些工作外的事端，但同时，双方的感情基础也会很薄弱，不和的心理也会存在，当然，有些私事不能说，但有些私事说说也没有什么坏处。无话不说，通常表明感情之深；有话不说，自然表明人际距离的疏远。一个人与另一个人之间建立信任是需要时间和诚意的，如果我们将自己的嘴封上，什么都不说，什么都不愿与人分享，那么，双方也就没有信任可言了。

### 5. 有事不肯向同事求助

轻易不求人，这是原则。但现在的工作更讲求合作，如果在工作当中遇到问题，却不希望给他人带去麻烦而选择自己解决，于是一切依靠自己，虽然最后问题得到了解决，但却耽误了工作的进程，得不偿失说的就是这样的做法。在同一个工作环境当中，有时求助他人反而能表明我们对别人的信赖，能融洽关系，加深感情。良好的人际关系是以互相帮助为前提的。当然，这样的求助要掌握分寸，以不让他人感到为难为前提。

### 6. 拒绝同事的"小吃"

有些同事会在休息时，分吃一些小食品，有些人出于爱面子，不想占他人便宜的心理，经常性的婉拒。从表面看，这是一种正常且正面的心理，但事实却并非如此，比如，当同事中有人获了奖或评上了职称，在这种情况下，同事会买一些东西与大家一同分享自己的愉悦，如果此时的你拒绝，就会让这个同事以及其他同事感到尴尬，积极参与才是最好的祝福方式。众所周知，喜欢拒绝的人往往会被误认为是清高和傲慢，因此，不要轻易拒绝同事的好意，当然，我们也可以创造机会进行回礼，只有这样才不会失礼于人。

### 7. 常和一人"咬耳朵"

同事间需要保持一个平衡，不远不近才是最佳的距离。尤其需要注意的是，与某一个人特别亲近或特别疏远。在平时，不要经常性地和同一个人说悄悄话，进进出出也不要总是和同一个人。也许你们的关系更进一步了，但与其他同事的关系却疏远了。同事间本就容易产生怀疑，经常与一个人说悄悄话，就会让他人误会你们的说话内容，从而同事间产生一些看不见的嫌隙。

### 8. 喜欢嘴巴上占便宜

有一些人是典型的刀子嘴豆腐心，嘴很厉害，但心却很软。这样的人如果遇到知己，自然会理解他的性格，但我们要清楚，在工作场合当中，碰到知己的概率太过微乎其微。因此，与同事相处中，要管住自己的嘴，不要捉弄他人，也尽可能地避免争辩，有些事情只是一个角度的问题，不是非要对方落败才能分出胜负，一笑置之也是一种很好的处理方式。

同事间之所以会产生不和心理，是与我们平时的所作所为有关的，如果我们能够在工作当中避免那些自我的处理方式，同事间的关系就会向好的方向发展。

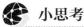 **小思考**

## 员工的不和心理辅助

1. 一个人的心胸宽广度决定了不和心理的强度。

2. 追求完美的员工多与同事不和。

3. 不要只看他人的短处，这样的相处方式，双方的矛盾永远也无法全部解决。

第四章

# 员工心理健康

# 第一节
# 员工与挫折心理

## 挫折的原因

生活中，人们对"万事如意"这个成语情有独钟，但这只是人们的一种美好愿望，不断地解决问题才是生活的主题，无论心中多么期盼一帆风顺，不如意之事还是会不断地出现，尤其是在企业当中，挫折总是伴随着工作，而我们要做的就是找出挫折的原因，最终成功地解决问题，迈过挫折的河流，一步步走向终点。

有些人在受到挫折后，便感到世界一片昏暗，自己已经一钱不值了。其实，世界并没有变，变化的是你的心情。你永远没有丧失价值，你还是你，这就需要相信自己。

记得有则童话是这样的：

小骆驼问妈妈："妈妈，为什么我们的睫毛那么长？"妈妈说："当风沙来的时候，长长的睫毛可以让我们在风暴中看得到方向。"小骆驼又问："妈妈，为什么我们的背那么驼？丑死了！""这个叫驼峰，可以帮我们储存大量的水和养分，让我们能在沙漠里耐受十几天。"小骆驼高兴坏了："原来它们这么有用啊！"

是啊，"天生我才必有用"。上苍把你降到人世间，就给了你生存的本领，关键是你能不能发现，能不能认识自己，相不相信自己。如果你相信了自己，就能把自己变成一颗金子，你才能被别人发现。

挫折是人们一种心境的反映，无论产生何种心理挫折，都与其当时所处的情境有关。每种挫折的形成因素都不同，但总结起来，大致可分为两类。

### 1. 外部挫折

每个人心中都有一个自己想要的生活方式，当我们想要的生活方式受到外部条件的限制时，我们就会在内心当中形成一种挫折感，而这种挫折感就源于外部条件的限制。

比如，在工作当中，自己接到了一个很有成就感的工作任务，正当兴致勃勃地投入工作当中时，忽然，领导让自己将这份工作转交他人，这时，内心当中就会产生一种失落感，因为，原本已经得到满足的心理，却由于外部条件的突然变化，由得到转为失去，从而产生了突如其来的挫折。

面对突如其来的挫折，我们要做的就是适应，让自己从突然失去当中找回自我，找回应有的工作状态。

当然，外部挫折不仅如此，当我们有一定的目标，但却受到了外界的干扰和阻止时，我们的内心同样会产生一种负面的反应，这种负面的反应就是一种挫折。比如，当我们有一个想法时，经过自己的全面思考，认为这种想法很实际，很有价值，但当说出来后，却遭到拒绝或否定，这时，我们的自尊心和积极的工作状态都会受到打击，而这份打击同样源于外部的挫折，因此，在职场生活中，上级对下属的想法要多给予肯定，不要过多的指责，否则，也会让企业的员工有沮丧失意之感。

对一个有抱负的人而言，最失意的事情莫过于"千里马常有，而伯乐不常有"。这样的现象在实际工作中并不少见，在工作之初，很多人都怀着满腔抱负进一家公司，但到公司后却发现实际状况并不理想，至少不是自己心中所想的那样一个可以让自己一展抱负的平台，当一个人的愿望难以满足时，挫折感由此而生。

### 2. 内部挫折

内部挫折是因自身因素而无法实现自己的目标和愿望时，所产生的一种挫折心理。

内部挫折主要有两种成因，一是目标性挫折，二是自身缺陷性挫折。

每个人工作的时间有三十年左右，这个时间不算长，但也并不算短，每个人都会制定属于自己的职业生涯规划，即为我们的工作设立目标。人只有有了目标才能有前进的动力，目标的制定需要与自身条件相符。真正有促进作用的目标，并不在于多么高，而在于是否适合自己，如果一个人的目标过高，就会迷失自我，当目标无法达到时，就会丧失自信心，一蹶不振，形成消极、绝望的心理，这就是目标性挫折的来源。

人生有很多财富，健康是最为宝贵的财富之一，没有健康，一切的愿望就只能永远停留在想象当中。但有些人身体素质差或有一些先天性残疾，由于自身条件的限制，在工作和生活中有诸多的不便，这样的人最容易产生自卑、孤独的不良情绪，而这就是自身缺陷所带来的挫折感。

外部挫折和内部挫折是挫折的主要成因，除此之外，在工作和生活中，还有很多原因都可能给我们带来挫折感，比如经济上的入不敷出、工作上的过度紧张、家庭矛盾的旋涡、人际关系的恶劣等。总之，挫折心理的产生是客观因素和主观因素相互作用、相互融合、相互制约和相互影响的结果。

找到了挫折的原因，解决才是关键。在应对外部挫折时，我们要尽量平衡自己的心态，放下得失心，用一种接受挑战的心态，面对来自外部的压力和改变，做一个工作中的变色龙，用较强的适应性走出光明的职场之路。

而对于内部挫折，我们要少一些欲望，多一份淡然，注重了解自己，在此基础上为自己设定目标，只有这样，我们的挫折感才会减少，生活和工作才能如意起来。

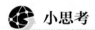 **小思考**

## 正确地看待挫折

1. 挫折是每个人的人生主题，无论从事哪项工作，都免不了与挫折亲密接触。

2. 员工遇到挫折的原因不相同，但解决方式却基本一致，即面对并保有一份好的心态。

# 受挫反应

一个没有经历的人是永远不会成长的，这份经历并不是指工作年限或者年龄的大小，有些人虽然工作了很长时间，但因工作性质的原因，极少接触挫折；有些人虽然工作时间不长，却在工作中尝到了"天将降大任"的滋味，每一步成长，都有着挫折的影子。不同的人面对挫折有不同的反应，以下10种反应是比较常见的。

### 1. 屈辱感

这是人们的一种自我感觉，其根本原因在于面子问题，这时的人们会有意回避自己熟悉的人，比如，同学、好友，尤其是那些事业有成之人。

人们的屈辱感来源于一种对比，这种对比并非他人的刻意安排，而是个人意识当中的虚荣心在作祟。

一般而言，产生这种屈辱感的原因有三方面，一是在工作和生活中，的确有人用言语侮辱了我们的人格，人的尊严是一个人生存的主要因素，遇到这样侮辱自己的人，自然要进行反击；二是我们的内心还不够成熟，一次的拒绝也难以接受，从而让我们在内心深处产生被侮辱的感觉，这时，我们要做的是调整自己，让自己明白自己并非太阳，不可能所有的要求都能得到满足；三是贪婪心态，认为上天应该让我们一帆风顺的，否则就是受辱。

## 2. 自卑感

一个人的自信心是成功的决定性因素，但挫折往往会让一个人由自信变得自卑，甚至对未来和以后的生活都感到绝望。一个有自信的人，认为这个世界办法永远比困难多，但对一个自卑的人而言，每一个困难都是一座大山，想要成功地跨过去，就要耗费大量的精力。

自卑者的心理能量和自我评价会不自觉地往低处流。眼中只看到他人的长处，却看不到自己的长处，尤其是因在工作中遇到挫折就变得自卑的员工，这类型的员工往往无法承受工作的压力，因此，不断地进行重新选择就成为他们逃避压力的主要方式，但可惜的是，无论走到哪里，挫折依然存在，于是员工会变得越来越自卑，对生活和工作都失去信心，感到绝望。

## 3. 茫然

如果你问一个孩子，他想要什么，这个孩子可以很明确地告诉你他的需求；但如果你问一个大人，他想要什么，这个大人往往要花很长时间考虑。之所以会产生这样的区别，是因为孩子单纯，对想要的东西十分清楚，大人的思想则相对复杂，想的东西太多，以至于迷失了方向。

茫然这个词用在大人身上的时候特别多，尤其是对于工作当中的员工，有很多员工在遇到挫折后，就会失去对未来的掌控，觉得一切都不可测，并且不知道自己要干什么。

## 4. 无能与无助

当一个员工在工作当中遇到无法解决的问题时，此时的他们是最无助的，因为，困难来了，自己却找不到方法，这就像一个人在走迷宫一样，不停地走，却仍找不到出口，这时的人们会陷入一种沮丧的情绪当中，觉得自己无论怎样努力，结果都不会改变，自责心就会极重，认为自己太过无能。

## 5. 后悔

每个人的一生都要做无数次决定，小到衣食住行，大到事业成功，如果这个决定对我们的生活起到积极的促进作用，我们就会觉得自己的决定英明无比，但如果一个选择没有达到预期的效果，我们就会对此后悔不已。

一次后悔是反思，是为了避免再次犯同样的错误，两次后悔是为自己找借口，如果不断后悔，那么，后悔这个词就失去了应有的含义，变成一个人的一种习惯。改变这种习惯，就要改变自己的行动，让自己不因小小的挫折而自折翅膀，用一颗勇敢而坚定的心去面对自己所选的路和人生。

### 6. 倦怠

企业的员工往往做的工作重复性很高，比如，文员要重复面对一些文件；业务员要对不同的客户重复相同的话等，这些重复性的工作往往会让员工感到厌烦，从而对工作产生倦怠感。

倦怠是一种信号，无论是身体还是精神出现这种信号，都在提醒我们一件事，即注意休息，特别是当员工遇到挫折后，精神容易出现倦怠，此时，适当地休息一下，放松一下自我，将会更易让挫折感消失，以精神饱满的状态重新投入工作。

### 7. 易怒

人们在遇到挫折后的第一精神反应就是无法承受，这时的精神最为脆弱，一旦有事情发生，情绪就会像六月的天说变就变，而易怒是受挫折后的一种常见的后遗症，遇到挫折的人往往会产生无名火，并且经常被别人的一句话、一个眼神就惹怒。易怒的情绪爆发，是因为压抑太久太多。将自己所有的不开心都放在日记当中或消散在看喜剧片的愉悦当中，学会爱自己，才能赶走挫折，没有了挫折的困扰，我们就又变回了一个阳光、充满自信的自己。

### 8. 羡慕他人

在人们的情绪当中，有一种情绪叫羡慕。但这种羡慕是在自己没有遇到挫折前，看到别人很成功，就会觉得终有一天，自己也会登上那个舞台，这时的自己处在半山腰，可以看得到爬上去的希望，但当遇到挫折后，这种羡慕就变了样子，因为别人成功，而自己却处在低谷，自己的这种羡慕，变成了一种仰视和畏惧，自己又无力改变现状，从而感觉更加乏力、自卑。

### 9. 空虚

有的人每天忙得觉得时间不够用，但有的人却整天无所事事，想找些事情做但又做不下去，认为自己在虚度生命，这是人的一种不良状态，同时，也是遇挫后的一种心理反应，有些人在遇到挫折前，觉得自己每天都充满力量，无论做什么事情都会用心去做，当没有事情做的时候，会多学一些知识来补充自己。人总在经历一些事情后就会发生转变，当然，有的人向好的方向发展，获得了成功，而有的人则转向了更坏的方向，结果就是一个小小的挫折绊倒了一个人的一生。

### 10. 健康出现问题

人的所有能量都来源于健康，没有健康，就没有事业，当挫折引发心理问题后，还会在身体上出现一些反应，比如，出现头疼、胃疼、感冒等症状。这些症状并非受自然因素影响，而是心理作用的结果，要想解除这样的症状，当事者就要放开心胸，经受住挫折的考验，让挫折成为我们生命中的尘埃，存在却没有对我们产生大的影响。

这 10 种反应都不是一个成功者该具有的，一个真正的成功者会在受挫后选择重新站起来，用一种积极的态度去面对生活和工作。

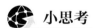 **小思考**

## 员工受挫后的反应

1. 虽然挫折是每个人生活中的一部分，但很多人在面临挫折时表现出了其不成熟的一面。

2. 由于性格等因素的作用，每个人在受挫后的反应都不一样，但主要反应都集中在精神方面。

3. 对于受挫反应比较激烈的员工，管理者要走出批评的误区，人性化的关怀更能让员工走出挫折，恢复到原有的工作状态。

# 挫折感的易感员工

挫折感是人们生命当中的试金石，每个人对待这个试金石的态度都不同，有的人对它的出现一笑置之，但有的人却被这个试金石挡在了命运之外。

在企业当中，每位员工都承受着极大的压力，而易受挫折感影响的员工，会对事业产生极大的影响。在企业当中，有四类员工的挫折感受最严重。

## 1. 情绪波动大的员工

这类员工对自己的情绪无法完全地进行控制，遇到挫折后，很容易失控，对工作造成很大的影响。

车咏在企业工作已经5年了，是一名老员工，同期的老员工都获得了提升，唯独他还在原地踏步，而产生这种现象的原因就是他不断波动的情绪。

在最初的时候，其他同事的情绪波动也很大，但渐渐地同事的情绪开始稳定，而车咏的情绪却始终不变。

尤其是当车咏在工作上遇到挫折时，他的情绪就很容易产生大的波动。记得有一次，主管交给他一项任务，他每天都在处理工作，承受着巨大的压力。当工作进行到一半的时候，他遇到了困难，无论怎样思考都没有办法得到解决，于是他的情绪又开始波动了，每天同事们看着他黑着脸上下班，连平时与他关系不错的同事也绕着他走。终于有一天，他的脸由阴转晴，这时，同事们知道他的挫折过去了。

车咏就是这样一个人，遇到挫折心情就会变，而周围的人也会因他的情绪问题而无法与他进行合作和交流。

员工在工作当中，需要能力做支撑，但同时，也需要一定的情商基础，一个只有能力而无法正确面对挫折的人，只能成为执行者，而无法成为企业管理者。

**2. 过于自信的员工**

众所周知，自信是一个人生存的根本，只有自信的人，才能将所有的工作处之泰然的完成。但有些人忽略了自信的度，由最初的自信变成了自负。自负就是对过于自信员工的统称。

过于自信的员工总是将自己神化，认为这个世界上没有自己办不到的事情，一旦遇到挫折，就会由表面的过于自信变成自卑，即一点小小的挫折就可以让其变成另外一个人，因此，这样的员工是不能受到挫折的，因为他们的自尊心很脆弱。

黄志在一家广告公司担任首席设计师的职务，他所设计的广告方案，往往一次就能在客户面前通过，而投放到市场后，又能为客户带去丰厚的利润，因此，极受客户推崇和信任。

这样的信任自然让黄志有些飘飘然，于是在公司当中，黄志成为了客户的代言人，只要他说不错的广告创意，公司的人很少会投反对票，对此，黄志也认为是理所当然的，没有遇到过挫折的他，自信心自然高涨，自负表现得越来越明显。

有一次，他的广告在投入市场后，反应平平，这让客户很不满意，而黄志对这样的成绩也很不满，这次的挫折让他觉得自己原来不是神，甚至连普通人都不如，由自负变成信心缺乏，情绪发生了极大的转变。

其实，一个人若没有输过，自然不会知道"输"字如何去写，自信心膨胀也在情理之中。这个时候遇到的挫折，打击的力量会更大，因此，这类员工也是深受挫折感影响的员工类型。

**3. 过于自卑的员工**

自卑心理是弱势员工的一种常见心理，这种心理分为两个层次，一种是遇事后的自卑，这种心理在每个员工的身上都会发生，虽然常见，但并不影响生活和工作，是暂时性的，但有一种自卑心理是长久性，那就是员工经受了生活和工作的不如意后的心理反应，这样的自卑心理作用于员工的一言一行，导致员工无论做什么事情都无法获取信心，这样的自卑对员工的影响才是深远而长久的。

我们可以试想一下，一个人在自卑的心理下工作，每天处在战战兢兢当中，挫折对他们来说就是一座大山，会让他们原本就弯着的腰压得更低，以至于整个人处于崩溃边缘。

### 4. 喜欢主观决定一切的员工

陈亮在公司工作了近半年的时间，虽然他对这个新公司还不算太过熟悉，但他却喜欢凭主观去判断一个事情。比如，当一个新的员工刚进来后，他会根据这个新员工两三天的表现，就给出评价，当然，由于这位员工需要熟悉新的环境，自然就会有一些紧张因素，表现也不尽如人意，在这种表现下，陈亮在心中给出的评价自然不会太好。结果，这个员工在公司时间久了，晋升的速度比他还要快，但陈亮对此却没有自我反省，反而有变本加厉的趋势。

但有一次，他的评价被获得评价的人得知，那个人对他说道："你每次的评价都不准，难道你就不怀疑是自己眼光有问题吗？"这句话伤到了陈亮的心，后来，陈亮在评价人时虽然很谨慎，但却仍旧意外频出，当然，他的主观判断也运用在了工作当中，结果，工作也是出现许多原本可以避免的问题。这让陈亮很受伤，他甚至认为，自己简直就是一个笨蛋，明明什么都不懂，却要强出头。

每个人都有自己的主观意识，但有些时候，我们的主观意识是无法看透一切的，任何决定都要依据客观事实，喜欢主观决定一切的员工是无法承受客观事实所带来的打击的，因为，在他们的心中已经认定了这件事、这个人的本质，如果遭到否定，他们就会对自己失去信心，从而在挫折面前败下阵来。

员工的心理承受能力已成为企业用人的标准之一，对于那些易受挫折影响的员工，管理者要给予及时的引导，让他们从心理的亚健康走向健康。

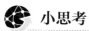 **小思考**

## 你是易受挫折的员工吗？

1. 究其根本，挫折感主要来源于内心。

2. 心态是挫折感是否明显的一个前提。

3. 越是淡然、平和的员工，越能走出挫折的阴影。

4. 凡事太过在乎的员工会因较重的得失心而失去平常心，让挫折有机可乘。

# 第二节

# 员工与焦虑心理

## 焦虑因素

在现代社会当中，有许多人患有焦虑症，致病的原因各不相同，所患的焦虑症也是各种各样。这些焦虑症常无形地进入到我们的生活，令人防不胜防。

焦虑是最常见的一种情绪状态。国外报告显示：一般人口中发病率为4%左右，占精神科门诊的6%～27%。美国估计正常人群中终身患病概率为5%，国内发病率较低，平均为7‰。正常人的焦虑是人们预期到某种危险或痛苦境遇即将发生时的一种适应反应或为生物学的防御现象，是一种复杂的综合情绪，它也可以是所有精神疾病的一种症状。

产生焦虑的原因有很多，归结起来主要有三方面的因素。

### 1. 生物学因素

如遗传影响与生理因素。在焦虑症的发生中起重要作用，其血缘亲属中同病率为15%，远高于正常居民；双卵双生子的同病率为2.5%，而单卵双生子为50%。有人认为焦虑症是环境因素通过易感素质共同作用的结果，易感素质是由遗传决定的。这方面的因素影响了人的性格，比如有些人天生胆小，这就是受生物学因素影响，而焦虑也是如此，在社会当中，有相当一部分人每天活在不安中，至于不安的来源连他本人都不清楚，而这种不明原因的焦虑多是受生物学因素影响。

## 2. 心理因素

如认知、情绪等。一个人的心理可以影响一个人的性格，有些人情绪会莫名低落，这种低落会产生焦虑感，让一个人的情绪变得紧张起来，而紧张则会产生焦虑。

杨瑞刚刚进入演讲行业，当他第一次参加演讲时，紧张的双手出汗，整个演讲过程不但没有丝毫的精彩可言，还漏洞百出。

这样的结果让杨瑞很失望，他觉得自己好像无法适应这个行业。因为他无法摆脱紧张的情绪，而这种紧张让他感到很焦虑。

他的遭遇被同为演讲师的朋友得知，这个朋友对他说："演讲这个行业，看似轻松，但却需要冷静的态度，紧张是演讲的大敌，常会让我们发挥失常，从而导致演讲失败。想要克服紧张，就要让自己放松，只有这样，紧张的情绪才能慢慢消失，焦虑感也会因此消失。"

在美国，有人曾以"你最怕什么"的问题调查了 3000 人，结果显示人们最怕在众人面前讲话。"我总是不敢在人面前讲话、发言，那会使我心跳加快，脑中一片空白……"有人坦然承认自己的胆怯，而且对此颇为苦恼。不过，往往每一个说话胆怯的人都以为怯场的只有自己，以为别人并不怯场，总是在想："为什么只有我会这样呢？"

大凡历史上的领袖人物都非常自信，所以在表述时，他们神态自若、思维敏捷、记忆精确，兴奋与抑制过程始终处于最佳状态，应对自如、毫无做作、真切动人，从而产生极强的感染力和说服力，使表述目的得到最佳实现。

## 3. 社会因素

如城市过密、居住空间拥挤、环境污染、工作压力过大等。

现在的人都希望自己能够有独立的空间，这种空间不但指心灵上的，也指实际生活当中的，过多的人流，居住空间的拥挤，都会让我们莫名的心烦，从而产生焦虑。

刘轼是个喜欢安静的人，在人多的地方，他会感到很不舒服，但他工作的企业规模很大，人流自然也很大，这让刘轼感到很难受，但为了工作，他还是决定做一些改变。

于是他努力地融入大环境中，但不幸的是，他完全无法融入其中，每到人多的场合，他的眉头就会很自然地皱起来，结果自然是不欢而散，对于自己这样的性格，刘轼在感到无奈的同时，也很焦急，在两者综合作用下，他开始变得焦虑，任何人出现在他周围，他都感到紧张，但没有人出现时，他更紧张，这种坐立不安的表现，严重影响了他的工作，最后，刘轼还是选择离开，他认为，也许这样，他的焦虑感就会消失。

一个人想要适应社会是正确的，但有时社会因素会引起一个人心理变化，而这种变化往往是焦虑的成因，因此，做回自我，打开心胸才是避免焦虑出现的预防针。

了解了形成焦虑症的原因和它的分类，如果患有焦虑症，或是有焦虑的症状出现，就要针对自己的情况，有意识地对自己的生活及情绪进行调整。

 小思考

## 让我们产生焦虑的因素

1. 压力是焦虑的主要来源。

2. 内在外在因素共同作用让我们受到了焦虑的困扰。

3. 焦虑是一种负面情绪，及时地消化和解除才不会对我们的工作和生活产生影响。

## 员工的主观焦虑

在佛法当中，认为心是万物之源，树未动，风未动，只是心在动。主观焦虑就是心动后的结果。主观焦虑严重的员工，最突出的表现就是杞人忧天。

以前在杞国，有一个生来就很胆小的人。我们叫他杞人，这个人很奇怪，总是喜欢想一些稀奇古怪的问题。有一天，他坐在门前乘凉，看着天空，忽然很担心天会塌下来。他这样对自己说："要是天塌了下来，我们该怎么办呢？"这个问题每天都困扰着他，从此以后，他几乎每天都为这个问题发愁、烦恼。这个杞人有一个朋友，在得知了他的情况后，就跑来开导他说："天不过一堆气体，你怎么会担心它塌下来呢？"这个杞人听了朋友的话说："如果天真的是气体，那么日月星辰挂在气体的上面，难道不会坠落下来吗？"朋友答："日月星辰也是由气体聚集而成的，即使掉下来，也绝不会砸伤人的！"经过这么一番开导，杞人终于放下心来。

这就是人们的一种主观焦虑。这样的主观焦虑在员工当中也并不少见，每位员工都有自己的主观意识，这些主观意识可以作为员工自我的一种判断方式，同样也会产生一些不必要的主观焦虑。

在一家企业当中，有一个名叫周畅的人，平时能说会道，也很有人缘，但就是这样一个人却常常感到焦虑。

记得有一次，企业进行大规模的招聘工作，这本是件值得开心的事情，但周畅却没有表现得很开心，对此，同事很不解："现在，我们企业开始扩大生产规模了，招工很正常，你为什么要板着脸？"周畅看了同事一眼，说道："如果事情像你想的那样简单就好了，依我看，这次招聘一定另有目的。"那位员工听后，也紧张起来，"不会吧，难道是想换血。"周畅没说话，但却点点头，表示认可这一说法。

结果，在员工招聘结束后，新的员工经过培训正式上岗了，所有的员工仍旧在自己的岗位上没有变动。

周畅的焦虑来源于自身，他凭着自己的主观进行判断，结果产生了一些不必要的猜想，让自己陷入了焦虑。

在企业当中，产生主观焦虑的员工为数不少，这类员工属于比较敏感型，企业中的任何一点小小的变化都会引起他们的猜疑，只有当事情有了真正的结果后，他们的焦虑感才会减退。

比如，一个有希望晋升的员工，就会对企业部门的晋升事件极为敏感，尤其是晋升事情发生在自己所处的部门时，他会为自己设立一个又一个假想敌，还会想很多问题来对自己进行提问，这样的做法，只是想让自己的晋升之路变得更为顺畅。

其实，企业的任何行为都不会随着一个人的意志而发生转移，员工能做的就是做好自己，完全没有必要因自己的主观意识而增加自我的焦虑感。这样的做法既没必要，也不明智。

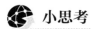 小思考

### 主观焦虑的因素

1. 有些人喜欢杞人忧天，这类人容易受焦虑的困扰。

2. 任何不切实际的想法都是为我们自己制造敌人，没必要，也不正确。

3. 主观意识越强，焦虑感就越强。

## 员工的客观焦虑

在诸多焦虑成因中，客观因素占据了极大的百分比，与主观焦虑相比，客观焦虑是过于理智的后果，员工的客观焦虑与大的工作环境密切相关。

在一定的客观事实下，员工的情绪更易发生波动和变化。因为所有的一切都是即将发生的事实，面对自己不想面对的事实时，人们总是会给出各种不同的反应，有的员工会积极挽回，有的员工则是消极对待，还有的员工会用逃避的方法来进行处理。无论哪一种方法，都是一种对客观焦虑

的应对方式。

赵雪和王珊珊同为大学毕业生，两个人进入了同一家公司进行工作，在两个人还处于试用期的时候，两个人在工作中的表现都是可圈可点，她们对于领导交代的工作都能用一颗认真的心去面对和完成，在与同事相处时，也表现得很谦虚。公司当中，有任何工作两个人都能看到并主动帮忙，虽然两个人的三个月试用期只过去了一个月，但公司的其他同事对她们二人的表现都非常满意。

在试用期进入第二个月没多久，公司传出了裁人的消息，老员工尚且无法留在公司，像她们这样处在试用期的员工就更没有竞争的实力了，于是在两个人得到这样的消息后，焦虑就在所难免了。

但两个人应对的方式却是完全不同，赵雪只是在心情低落了两天后，就恢复了正常的工作。但王珊珊则不同，她从最初的不可置信，到后来了解了事实，她觉得自己表现得再好，也与这家公司无缘。因此，她对工作变得消极起来，每天不是迟到就是早退，与赵雪仍旧满脸笑容相比，王珊珊的态度可谓发生了一百八十度大转变。最初，同事们对王珊珊的态度都表示理解，毕竟还在试用期就遇上公司裁人，心情自然不会很好，但时间长了，尤其是看到赵雪仍旧对工作充满热情，就觉得王珊珊太过现实，也太过焦虑，在同事们的心中，对两个人的评价已经发生了翻天覆地的变化。当三个月试用期结束后，王珊珊成为被裁员的员工之一，离开了，而赵雪则留了下来，对此，公司的管理者是这样回答的："每个公司都希望留下来的员工有工作能力和自我控制能力。像赵雪这样，面对外界的不良影响因素，仍能保持一颗平常心，能够及时处理自己焦虑情绪的员工，公司永远也不嫌多。"

面对着同样的客观事实，不同的员工会选择不同的方式去处理自己的客观焦虑。对赵雪和王珊珊的处理方式进行对比，赵雪的方式无疑更可取。

无论客观因素如何变化，员工的焦虑心理以何种方式爆发，员工自己都要在短时间内进行自我调整，让自己的心理状态回到原点。

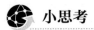 **小思考**

## 客观焦虑的因素

1. 与主观焦虑不同，客观焦虑有一定的事实依据。

2. 事实依据往往会让焦虑感加强。

3. 用平常心去看待事实，既不逃避，也不焦虑，而是用智慧和勇气去面对。

# 第三节
# 员工与成就感

## 自我效能感的特征

"自我效能感"这个词对很多人而言，都是极为陌生的。但在实际工作中，我们却经常用这个词的力量去解决我们所遇到的难题。自我效能感是指个体对自己是否有能力完成某一行为所进行的推测与判断。这一概念最早是由班杜拉提出的，20世纪80年代，自我效能感理论得到了丰富和发展，也得到了大量实证研究的支持。

在这个世界上，很多成功者都是自我效能感的见证者和实践者。J. K. 罗琳的关于一个少年魔法师的小说《哈利波特与魔法石》在被伦敦一家小型出版社接纳之前，曾经遭到12家出版社的拒绝。华特·迪士尼曾经被一家报纸的编辑以"缺乏想象力"为由解雇。"飞人"迈克尔·乔丹上高中时曾被校篮球队拒之门外，但他们最终都获得了成功。那么，究竟是什么力量让他们走出失败的阴影呢？心理学家认为是"自我效能感"的作用。

"自我效能感"能够让一个人具备一种坚定不移的信念，相信自己有能够取得成功的要素。比如，正确面对失败、坚持不懈的努力等。

每个人的一生都可能面对多次失败，而成功者与失败者之间最大的差别就在于不同的对待态度，成功者将每一次不顺利、不愉快都当成是一种挫折，从不轻易言败是他们保持旺盛战斗力的重要原因，而失败者则是将每一次小的挫折都当成失败，用这样的方式来打击自我，并且乐此不疲。无法正确面对人生的考验，就无法激发出自我效能感，而没有这样的能量，我们就无法获得真正的成功。

楚河在一家企业已工作了整整7年，也许工作与婚姻一样，都有七年之痒的说法，现在的楚河就产生了离去的想法。

这种想法产生的根源在于，他的主管领导交给他一项费力且不讨好的工作，他对此很有看法，认为是领导故意为难自己，于是便产生了离去的想法。

他将这种想法跟朋友说了，朋友说道："虽然你想离开，但也要做好离开前的工作，做事总不能虎头蛇尾。"

他听后，觉得很有道理，于是在工作方面重新燃起了斗志，整个人精神焕发，经过一段时间后，楚河发现自己不想离开现在的企业了。

楚河的情况就是自我效能感发挥作用的结果。自我效能感有以下几点功能，这些功能决定了一个人的成功与否。

**1. 决定人们对活动的选择及对该活动的坚持性**

一个人的成功依靠的并非三分钟热度，而是不放弃的坚持。我们常说，一个人偶尔做一件事情会充满热情，但如果让一个人经常性的做同一件事情，人们就会在心中产生厌烦感，而一旦这种情感产生，就会失去对做事情的热情，没有了热情，敷衍就会成为首选。因此，我们在做任何一件事情的时候，坚持才是最为重要的。

爱迪生的故事，相信每个人都听过，他的成功是依靠永不放弃的信念，在经历了上千次的挫折后，仍坚信，只要努力就会成功，结果，他的努力让我们夜晚变得更加明亮。

有些时候，人的自我效能感的作用远大于其他的外力，而坚持无疑是自我效能感的主要功能之一。

### 2. 影响人们在困难面前的态度

一个人在困难面前，第一反应就是皱眉，这个反应无论是多么优秀和成功的人也都无法避免，但接下来的第二反应才是差别的存在，成功者会乐观地看待困难，努力找到解决困难的办法，而失败者总是在困难面前犹豫不决，想过去，却又瞻前顾后，时间和机会就在这种犹豫中流失了。

### 3. 影响新行为的获得和表现

自我效能感的出现，会让一个人产生一种新的行为，这种行为对人生和事业有帮助，能够帮助这个人在思想上积极向上，在行动上积极行动。自我效能感的觉醒过程，就是一个人了解自我，了解生活的过程。可以说，一个自我效能感强的人，必是一个对人生领悟达到一定层次的人。

### 4. 影响活动时的情绪

一个人能否产生自我效能影响着一个人的情绪，如果自我效能没有出现，人的情绪往往是消极的，反之，就是积极的。我们在生活或工作当中，散发怎样的能量，不是由环境决定的，而是由我们自己决定的，因此，战胜自己是自我效能发挥出其力量的第一步。

### 5. 让人们时时刻刻充满希望

人们的希望之心是促使人生走向更美好一面的动力。自我效能就会产生这样的希望，一个员工如果没有希望的力量来支撑，很容易倒下去。

记得有这样一个故事，有两个共同探险寻宝的人被困在沙漠之中，三天过去了，他们没有看到路过的人，为了不让自己就这样死在沙漠中，两个人决定分头去找水源。临行前约定一旦发现水源或需要帮助，就朝天鸣枪，另一个人便赶来相救。

两个人分两个方向去寻找水源，向东寻找水源的那个人，走了一段路后，便发现自己走不动了，他想要赶快离开这个地方，于是朝天开了第一枪。但第一枪过后，同伴没有出现，于是他又向天开了第二枪，过了好一会儿，仍不见同伴的影子，这个人绝望了，认为同伴抛弃了自己，在这种绝望中，天暗了下来，他产生了幻觉，为了尽快地解脱，他向自己开了一枪，当同伴带着装满水的水壶循着枪声来到他身边时，发现他早已倒在地上。

如果这个人能够在困难时，激发起自我效能，就会是另一种结局。自我效能的作用是让人即使处于黑暗当中，心也是光明的。

每种能量都有自己的特征，自我效能感的特征充满着正能量，我们只有充分调动自我效能，才能在人生和事业方面都向前迈出成功的一步。

 **小思考**

## 员工的自我激励心理

1. 越是困难的时候，人的潜能就越有被激发的可能。
2. 一个人需要朋友，但更需要自己。
3. 在跌倒后，只有自己站起来，才是真正的站起来。

# 影响员工成就感的因素

在社会上生存的人，都希望自己能够变得出色，引人注目，这就是一种拥抱成就感的心理，职场就是这样一个可以让我们创造成就感的舞台，在这个舞台上，只要有能力、有理想，我们的人生就可以辉煌起来。成就感的创造，第一步就需要有动机。

所谓成就动机就是我们对未来的期待或梦想。当我们渴望获得成功的时候，我们就会产生一种强烈的成功欲望，这种想要成功的欲望就是我们所说的成就动机。刚毕业的大学生尤其需要这种成就动机来激励自己发挥潜能，从而在职场上有所成就。

一般来说，每一个人都有属于自己的梦想，而这种梦想就是成就动机的一种表现。我们知道，梦想有高有低、有大有小，而这种差别的产生与我们所处的生活状态、精神层次和现实中的一些客观因素有关。影响员工成就感的因素有以下三点。

**1. 目标的吸引力越大，成就动机就越大**

企业当中的每位员工都会为自己设立一个目标，这个目标是员工自我鞭策的一种方式，目标越高，其动力越大，目标实现后的成就感就越强。

以销售人员为例，如果他的月目标是成功获得三个客户，那么，他在完成这三个客户后，前进的动力就会变弱，这是人性当中的懒惰因素作用的结果，但如果一个业务人员为自己设定的目标是成功获得十个客户，那么，他在完成后，就会产生一种成就感，虽然完成三个客户同样会有成就感，但两者相比较而言，完成十个客户的成就感会更加强烈。

**2. 很有把握的事和毫无胜算的事都不会激发高的成就动机**

有些工作，我们可以很轻松地完成，这样的工作是我们绝对有把握做好的，从事这样的工作，会让我们身心感到很愉快，因为，毫无压力可言，但这样的工作却无法激起我们的成就感。

当然，除了这样的工作外，还有一些让我们感到束手无策的工作，这样的工作做起来毫无胜算。

那么，究竟怎样的工作，既能激起员工的成就感，又可以很好地完成呢？这样的工作就是略高于员工自身能力，员工对处理这项工作有一半以上的把握且最能激发员工战斗力。

小李是某企业办公室的文员，这个工作的性质以简单著称，他每天的生活都很轻闲，但小李是个很聪明的员工，他在完成自己本职工作外，经常帮业务人员处理一些电话，渐渐地，小李熟悉了电话业务的流程和方式。

小李的这些表现都被办公室主任看在眼里，主任认为，小李很适合做业务工作，为此，主任交给了小李两个客户，对他说："你先与这两个客户沟通一下，如果觉得有希望，就继续跟进，直到有结果为止，当然，这期间属于你的工作你也要完成，如果觉得有困难，现在可以提出来。"小李愣了一下，但很快反应过来，开心地说道："我没困难。"

于是，小李开始忙起来了，每天除了完成本职工作外，还与那两个客户进行联系，经过多次沟通后，小李成功留住了客户，将公司产品推销了出去。之后，主任便将其调往业务部门。

小李对业务工作的处理能力只有一半的把握，但就是这样的工作，让小李燃烧起了斗志，让他获得了成就感，开始了他另一段精彩的人生。

### 3. 个体施展才干的机会越多，成就动机越强

怀才不遇是企业员工最大的悲哀，每个员工都希望企业能够为自己提供可施展才能的平台。

李婉是一家文化公司的文案人员，有一次，公司举办一次类似于客户联谊的活动，主持人的串词和领导的演讲稿的部分由李婉负责，当一切准备就绪后，主持人却因病无法到场，没有主持人，联谊活动必然会失去光彩，在这种紧急情况下，公司的领导想起了李婉，李婉形象不错，而且对串词也很熟悉，于是便将自己的想法跟李婉进行了沟通，李婉听后，很开心，说道："当然可以，我对主持很感兴趣。"就这样，李婉代替生病的主持人上台主持联谊活动，在台上的李婉与平常不同，脸上带着充满光彩的微笑，甚至还会在一些活动环节即兴加进去一些幽默的话语，让全场的气氛都活跃了起来，这次主持后，公司每有类似的活动，李婉都是主持人的不二人选。

李婉的个人兴趣和才能得到了发挥，在才能施展过程中，获得了巨大的成就感，对公司的归属感也越来越强。

每个员工能否获得成就感与工作性质等有极大的关系，为自己设立合理的目标，从事有挑战性的工作，更多地施展自己的才华，只有这样，员工才能获得更高的成就感。

**小思考**

## 员工的成就感心理

1. 成就感是员工不断进取的动力。

2. 并非每项工作都会让员工产生成就感。只有有挑战的工作才会满足员工的成就感需求。

3. 员工成就感的获得需要工作内容、员工自身能力、外部环境三方面的配合，缺少任何一方面，员工的成就感心理就会产生变化。

# 员工工作"虚荣心"

虚荣心是人性弱点中很无奈的存在，每个人都知道虚荣心本身就代表着负面，是不可取的，但人们总是不自觉地产生这样的思想，在不知不觉中陷入对虚荣的追求，并乐此不疲。

生活的对比、事业的对比是虚荣心产生的根源。从事同一工作的员工，比能力、比财力、比生产力，总之，只要是可以攀比的东西，都要进行一番比较。从某种程度上来讲，这种比较本身就是虚荣心作用的结果，而虚荣心一旦产生，就会像滚雪球一样，越滚越大，当达到一定的程度后，员工就会将虚荣心当成一种习惯，不注意也不控制。也许，虚荣心并不可怕，但失去理智后的虚荣将会给员工带去不可估量的影响。

鲁迅笔下有这样一个小故事：

> 一个乞丐有一天兴高采烈地向村里人宣布村里最富贵的老爷和他说话了，人家问他都说什么了？乞丐得意地说："我去他家乞讨，他踢了我一脚，喊：滚出去！"

看吧，本来一件可耻的事情，却故意大肆宣扬，这就是一种失去理智后的虚荣心。其实从某种意义上讲，虚荣的男男女女不也都是这个乞丐的情况吗？这样的人，可怜又可恨，无知又可笑。员工的虚荣心如果达到这样的程度，就会对企业的运营产生影响。

有一个从事保险行业的员工，他的名字叫赵胜，人如其名，争强好胜是他的个性，在工作当中，他与其他的同事关系并不好，因为，当同事的业绩超过他时，他的心中就会很不舒服，对同事的态度也因此忽冷忽热，同事们都不清楚他的性格，自然无法与其深交。

有一次，公司准备在其他的城市拓展市场，需要有经验的业务人员前去，赵胜觉得这是一个好的机会，于是毛遂自荐，但他的请求被上司驳回了，公司派另一个业务员前去，这让赵胜感到无地自容，他自认为自己的业绩与对方不相上下，但却如此不受重视，于是一怒之下，便选择了辞职，而辞职后的他又找到了一份新的业务工作，因没有经验，一切又要从头开始。

虚荣心会让员工失去冷静的判断力，如果一个员工虚荣心过于强烈，他失去的也许会更多。

在《权子·顾惜》中耿定向谈到一个《孔雀爱尾》的故事：一只雄孔雀的长尾闪耀着金黄和青翠的颜色，任何画家都难以描绘。它生性嫉妒，看见穿着华美的人就追啄他们。孔雀很爱惜自己的尾巴，在山野栖息的时候，总要先选择搁置尾巴的地方才安身。一天下雨，打湿了它的尾巴，捕鸟人就要到来，可是它还是珍惜地回顾自己美丽的长尾，不肯飞走，终于被捉住了。

孔雀因爱虚荣，付出了失去最宝贵的自由的代价。员工也一样，当虚荣心爆发时，也要为此付出代价。虚荣心只会让我们的生活雪上加霜，起到反作用。它就像手铐，让我们自愿的失去自由。在工作当中，员工要尽可能的净化自己的心灵，少一些不必要的虚荣，多一分脚踏实地。这分踏实会让员工在人生和事业两方面都春风得意。

在办公的休息时间里，我们常常可以听到某人吹嘘自己的过去有多么多么辉煌，一副自己曾是英雄的样子。对于这样的人，我们从内心当中是反感的，也许这种反感有着羡慕嫉妒恨的成分，但中国有句古话，好汉不提当年勇，无论过去如何，人要活在当下。那些在虚荣心作用下，不断地炫耀过去的员工也表明了他现在的不得志，就像个可怜虫在无奈中回味曾经的一点点辉煌。

虚荣心是人类一种普通的心理状态，当一个人的虚荣心过盛时，他便会失去他人的好感，永远只能做一个装在套子里的人。

 **小思考**

## 爱虚荣的心理捕捉

1. 虚荣心不仅存在于工作当中，还存在于生活当中的每个角落。

2. 虽然我们每个人都知道，虚荣心是不可取的，但它就像顽固的膏药一样紧紧地贴在人性当中。克服这样的人性弱点，我们需要洗涤自己的思想和心灵。

3. 适当的虚荣心对我们并不产生严重的威胁，但要防止虚荣心加重。

第四节
# 员工心理健康的敌人

## 亚文化

亚文化又称小文化、集体文化或副文化，是指某一文化群体所属次级群体的成员共有的独特信念、价值观和生活习惯，与主文化相对应的那些非主流的、局部的文化现象。

现代社会越来越流行的享乐型个人主义就是亚文化的一个代表，它是人们的精神状态产生改变的一种表现方式。有人曾经以这样一个故事来宣扬人们的生活理念。

一个在外经商的商人，路过海边时，看到一个渔夫在沙滩上晒太阳，对于在这样晴朗无风无浪的日子里，看到一个悠闲的渔夫，这个商人很不解。于是走上前去询问，说道："为什么这么好的天气，不出海打鱼呢？"渔夫反问道："那么辛苦打鱼做什么呢？""当然是赚了足够的钱过每天晒太阳的日子。"渔夫听了他的话，笑着说道："我现在的生活不是如此吗？"

从双方的对话当中，渔夫的想法就是典型的享乐主义。如果我们每一个人都抱着这种享乐主义，社会就不会进步，每走一步，都需要我们有付出的精神，这个精神的存在，才是使社会越来越好，越来越进步的主导因素。享乐主义本身就是一种亚文化。

亚文化与主流文化相比，有一定的局限性，但却影响了很多人。在企业当中，也存在着亚文化，企业主文化与企业亚文化可能同步生成，因此，要对企业的亚文化采取一定的防范措施，让它们在生成之初就得到正确的引导。

从文化主体对企业文化的选择和倾向性上看，非决策层行为主体容易选择、接受、奉行和建设企业亚文化，因而，企业亚文化可能是非当权者文化，是下级或下属文化，是富有反抗性的文化。

比如，有的员工在工作当中，感受到了极大的压力，为了将这些压力释放出去，就会选择疯狂购物，用这种方式来舒缓工作带来的压力，这种降压的方式有些极端，因为她们往往会成为月光族，对于竞争如此激烈的职场，月光往往意味着没有保障，没有安全感，购物只让压力得到了瞬间的舒缓，但却在无形中形成了长久的压力。但就是这样一种不科学的降压方式，被很多人认可，于是有越来越多的员工加入到了月光的队伍。

这也是一种亚文化，用不健康的方式去释放自我，本身就是一种自欺欺人的表现。当然，工作所带来的压力只是亚文化产生的一部分原因，生活当中的亚文化也无处不在。

当代的西方文化就属于"后现代文化"，即我们所说的亚文化。在当代西方社会，文化现象光怪陆离，很多意想不到的糟粕文化充斥于社会的各个阶层、各个角落，弘扬理性、道德、文明的"高雅文化""精英文化"有逐渐没落之势，与之相对的赞美感性、欲望、平庸等"低俗文化"占据了主导地位。

当代的亚文化突出地表现为"充满愤怒"的抗争意识弱化，即反叛阶级、种族、性别主流文化的意识出现弱化，取而代之的是以狂欢化的文化消费来抵制主流文化。

现在的社会，各种不健康的文化不断地出现，甚至扭曲了丑与美的概念，这种亚文化也影响了企业员工的心理健康，有些员工受这些亚文化影响，迷失了自我，找不到自我的价值，从而碌碌无为地度过一生。因此，员工必须超越享乐型个人主义，回归理性，重新找到人与人、人与自然的平衡和和谐。

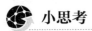 **小思考**

## 亚文化的成因背景

1. 亚文化与亚健康一样，都是人们的一种负面状态。

2. 亚文化的出现与人们生活中的压力有关，这些压力让人们的心理产生了变化。

3. 员工要想解除自己的亚文化状态，就要在发现后及时调整，为自己树立一个目标，让所有的压力都成为为目标而奋斗的动力。

# 孤独感

每个人都曾有过这样的感觉，看着外面热闹非凡，但内心却始终有种难以言语的孤独感，似乎外面的一切都被挡在了心门之外。

孤独感是一种封闭心理的反映，是感到自身和外界隔绝或受到外界排斥所产生的孤独苦闷的情感。这种情感让我们虽身处闹市，却仍感到独自一人。一般而言，短暂的或偶然的孤独感是正常的，每个人都会有这样的时候，但如果这种孤独感是长期的，势必导致疏离的个人人格失常，身边会产生一种排斥他人的气场，为自己的人际关系改善制造困难。

### 1. 孤独感的因素

许多有孤独感的人缺乏一些基本的社交技能，从而使他们无法与他人建立持久的关系。既然孤独感对我们的生活产生了极大的影响，那么，究竟是什么让我们产生这样的孤独感呢？

（1）环境因素

我们都知道，有些环境容易让人感到孤独，比如，陌生的环境、突变的环境等。再如，有的员工喜欢不断地更换工作环境，在这个过程中，很容易产生孤独感，因为，周围的人对他而言都是陌生的，这时如果工作中再出现不适应，这种孤独感就会更加强烈。

（2）自我意识增强

每个人都希望自己的想法与内心能够被他人所接纳和理解，但由于每个人的生活经历等都不相同，因此，想要让对方完全理解自己是不现实的。为此，当不被理解时，很多人选择自我隐藏，于是代沟越来越深，而这个人因为无法与他人进行很好的沟通和交流，从而陷入惆怅和苦恼，产生孤独感。

（3）自我评价不当

一个人最大的敌人就是我们自己，在很多时候，我们认为自己对自己是非常了解的，但事实并非如此。在我们当中，有一部分人对自己的评价过低，产生了一种自卑的心理，这种心理会让他们缺少朋友，陷入孤独；与之相对的，还有一部分人自恃过高，产生了自负的心理，这样的人不随和，也不懂得尊重他人，容易引起他人的不满，这样的人同样无法交到真正的朋友，孤独感也会非常的强烈。

（4）缺乏交往的技巧

中国有句话叫"画虎画皮难画骨，知人知面不知心"。人心是这个世界上最难的课题，与人打交道，需要的不仅仅是真诚和热情，还需要一定的技巧。

有的人认为，交友贵在坦诚，于是无论在哪个朋友前，都毫无顾忌，结果得罪了朋友却不自知。

我们交朋友也要因友制宜，有的人很直率，我们也不妨用直率相待；有的人喜欢委婉，在交谈时，不妨用技巧让其懂得你的话中含义。不同的朋友要有不同的对待方式，如果只用一种方法交友，其结果就是得罪的人远比交到的人多，孤独感自然就会产生。

（5）情绪情感障碍

每个人的个性都不同，有的人害羞、有的人爱嫉妒，还有的人很狂妄，这些个性都是负面的，都会影响我们的人际交往，只有想方设法克服这些情绪情感，才能从孤独的阴影中走出来，享受温暖的阳光。

**2. 如何消除孤独感**

每个人都会有感到孤独的时候，但并不是每个人都能够正确处理这种孤独感，那么，如何才能消除孤独感呢？

（1）克服自卑

自卑是成功的绊脚石，有了它，人们就像陷入深渊一样，失去了自我，这种自我失去感将会让我们害怕与他人接触，从而陷入孤独状态。

> 宋丽是个很自卑的女孩，她认为所有的人都有长处，而唯独自己没有，这样的性格让她害怕与人交往，因为交往的人越多，她身上的缺点也越多。
>
> 自两年前参加工作开始，宋丽无论上下班都是一个人，每天处理完自己的工作后，她就会安静地学习一些知识，如果不是工作的需要，很多同事都忘记了她这个人。每当其他的同事在一起开心的说笑时，宋丽根本无法专心去学习知识，她一边假装看书，一边听着同事们的谈话，说到开心的地方，她也会开心的一笑，只有这时，她才觉得自己并不孤独。

拥有自卑性格的人，如同作茧自缚，如果无法克服自卑心理，孤独感就不会得到排解。其实，自卑的人只要明白一点，就可以走出这个阴影，那就是每个人都有长处和短处，这是人的共性，上帝不会创造出一个完美无缺的人，也不会创造出一个只有缺点，没有优点的人。了解了人的共性，就会在自己的身上找到优点，让整个人一点点变得自信起来。

（2）多与外界交流

现在社会上单身的人有很多，但独自生活并不意味着与世隔绝，没有生命中的她或他，还有朋友。当我们感到孤独的时候，可与朋友一起出去聚一聚，快乐的时光可以很好地帮助我们走出孤独感。

（3）享受大自然

很多人在遇到压力的时候，会与大自然进行亲密接触，走在安静的小路上，呼吸着新鲜的空气，看着湛蓝的天空，听着鸟儿欢快的歌声，人的心情就会逐渐开朗起来，孤独感也会因我们心情的转变而消失得无影无踪。

（4）确立人生目标

在这个社会上，存在着一种非常明显的矛盾，一方面提倡个性，另一方面又害怕自己与他人不一样，害怕那种因不同而无法进行交流的孤独感，要克服这种恐慌与脆弱，必须为自己确立一些人生目标，培养和选择一些兴趣与爱好，一个人活着有所爱，有追求，就不怕寂寞，也不会感到孤独。

孤独感是人类的敌人，它的出现，让我们的人生轨迹都发生了改变，开始有意识地自我封闭，时间久了，我们就会陷入循环的孤独当中，无法自拔，因此，当孤独出现时，我们要做的不是任其发展，而是找到原因，找到解决的方法，赶走孤独。

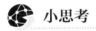 **小思考**

## 孤独背后的心理因素

1. 每个人都有孤独的时候，但长时间的孤独就是一种心理上的疾病。

2. 孤独的人会与环境格格不入，比如，周围的人都兴味盎然，但自己却是一个看客。

3. 孤独的人在人际关系方面有着极大的障碍，朋友很少，这就形成了一个恶性循环，没有朋友就会没有交流，没有交流就会变得孤独，而孤独的人朋友就会很少。这样一个循环，让孤独的人长时间受这种心理疾病的折磨和困扰。

## 慢性疲劳

慢性疲劳是一种信号，它提醒我们该让头脑和心灵休息了。慢性疲劳在白领阶层比较多见，与体力劳动相比，脑力劳动者的疲劳主要体现在精神上，精神上的慢性疲劳让脑力劳动者处在亚健康状态，即介于正常生理状态与疾病状态的第三态。

说到疲劳，相信几乎人人都曾有所感受。在现代社会里，疲劳是一种常见的社会现象。从事脑力劳动者的员工常常面临着用脑过度的情况，当人在用脑过度时，会产生头疼、失眠等现象，而睡眠不足会严重降低人类寿命。

刘涯在一家投资公司工作，他的这份工作工资很高，足以让他的生活提高一个档次，正是因为这一点，刘涯在这家投资公司一做就是8年，在这8年当中，刘涯已经不记得自己有过多少次头疼的经历了，至于加班更是家常便饭，高压力的工作状态，让他出现了严重的失眠，每天晚上都要靠安眠药入睡，而随着他的失眠，他也变得越来越烦躁，最终，还是选择离开这个让他又爱又恨的工作。

身体上的疲劳，可以提高人的睡眠质量，但精神上的疲劳，却是造就失眠的罪魁祸首。虽然很多从事脑力劳动的员工都知道这一事实，但这些人并没有在疲劳出现之初，做正确的处理，反而是采用一些使大脑兴奋的措施来刺激自己，以便能够继续工作或学习，比如大量地抽烟、喝浓茶、饮烈酒以及用凉水冲脑袋等，这些做法虽起到了提神的作用，但却是治标不治本。实际上，除非所用的方法和物质确实能够改善脑细胞的生理过程，促进脑细胞的疲劳修复，否则都是不合适甚至是危险的。

小刘这几天加班，每天工作到很晚，当他感觉到困意袭来的时候，他就为自己冲一杯咖啡，连续几天过后，小刘的作息时间完全颠倒了，白天无法睁开眼睛，夜里却十分精神，而且，他感觉自己的工作效率在降低，这让他很着急，在两者的综合作用下，他的睡眠出现了严重的问题，他的主管将这一切看在眼里，让他休息几天进行调整，人放假了，大脑停止了繁忙的工作，心灵也放开了，他的睡眠问题也得到了解决，从那之后，无论工作多么繁忙，小刘都会尽可能地将工作集中在规定时间完成，不再开夜车。

人的精神疲劳，一部分来源于压力，另一部分则是由不规律的生活作息引起的。如果人们常用让大脑兴奋的方法强迫大脑继续工作，则会加重心理疲劳，加重脑细胞的损伤。每个人的时间都已经分配好了，夜晚就是睡觉的，但有的人对此却并不在意，认为每个时间段做什么，理应由自己决定。这样的观念让很多人的生物钟时常紊乱，引起精神疲劳。

我们可以试着问一下自己，最近是否感觉到全身无力？无法全身心地投入工作？注意力经常分散？头疼的现象越来越严重？经常性地失眠？如果这些问题当中有三项的答案是"是"，那么，你就要注意休息了，因为你的身体已经发出了警告。

如果员工想要避免慢性疲劳的出现，就要时常给自己的心灵洗个澡，用有效的方式排除工作中的压力，用顺其自然的心态迎接生活和工作的挑战，只有提高自身的免疫力，才能从根本上阻止慢性疲劳的出现。

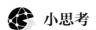 **小思考**

## 慢性疲劳的外在表现

1. 慢性疲劳既体现在身体上，也体现在精神方面。

2. 身体上的慢性疲劳会让人感到疲惫，无论做任何事情都感到心有余而力不足，解决方式就是通过让身体休息的方式来调节。

3. 精神上的慢性疲劳主要来源于生活和工作的压力，而这种疲劳方式主要表现在脑力劳动者身上，要解决精神的疲劳，就需要有一个开阔的心胸，找到适合自己的解压方式，只有这样，精神上的慢性疲劳才能得到舒缓。

第五章

# 职场常见的心理障碍

# 第一节
# 心理障碍透视

## 工作压力

现代职场竞争的激烈程度堪比战场，每位员工都面临着巨大的压力，这种压力既有工作本身带来的压力，也有员工自己给自己施加的压力。

工作的压力每个人都会遇到，在处理过程中，我们会面临很多困难，这些困难就是一种压力。

李智是公司的老员工了，最近，公司让他负责带一部分新人，同时，又将一项比较重要的工作交给了他。

李智从未带过新人，这项工作本身就对他提出了挑战。在带领新人的过程中，李智将自己的工作方式都传给了新人，并告诉他们，如果有困难，可以直接问他，结果，李智每天都被这些新人围绕，为了完成自己的工作，李智每天都要加班，可即使这样，新人的进步仍旧不明显。这让李智感到很有压力，于是他向主管提出，让另一个人带领这些新人，他自己多做些工作没有关系，他的主管听后，叹了一口气，说道："我的目的是让你学会管理，看来，你真正的兴趣不在这方面，既然如此，你就专心工作吧，带新人的事情我会另派人去做的。"

每个职场中人，都会遇到这样或那样的压力，面对压力，有的员工选择迎难而上，而有的则选择放弃。

职场压力大部分来源于工作，但也有一部分来源于自身。有些员工在职场工作，对自己的要求特别高，做任何事情都追求完美，但真正的完美又不存在，于是他们又给自己很大的压力。

李影就是这样一个人，她对自己的要求很高，在她看来，工作要以百分百的认真态度去对待，她是这样想的，也是这样做的。作为主管的她，也要求下面的员工以同样的态度去对待。

一次，公司交给了她所在的团队一个任务，李影让团队的成员每天加班加点地工作，这让团队其他成员很不满，工作也消极起来，李影在开会时说道："我们为公司工作，就要认真努力，你们现在的态度对得起公司吗？"下面的成员听了她的话，站起来，说道："你知道你现在给我们的压力有多大吗？有考虑过我们的感受吗？你将你的想法与做法都复制到我们身上，我们是人，有思想的，你尊重过我们吗？"一连串的问话，让李影愣住了，随后，她看着团队的其他成员说道："对不起，是我给大家太大的压力了，我们今天休息一天，明天再继续工作。"

职场中员工每天都面临着压力，在这种情况下，员工间要互相体谅，只有这样，员工才不会被压力所打倒。

职场的压力如果处理不好，就会发生转变，变成压抑，压抑是压力进一步的结果。如果压力是员工含在口中的苦药，那么，压抑就像毒药，一点点从身体渗透到心灵。

人际关系学大师戴尔·卡耐基在其一本口才著作里，曾写下这样一段话："受到压抑的意识经常以一种扭曲的形态表现出来，话题内容与真正欲望竟完全不一致。转移话题的目的有时是含沙射影，借题发挥。"压抑的副作用在这句话中得到最佳的诠释。

压抑是人内心的一种变化，它是由压力转换而来的，长期的压抑会导致人性的扭曲，人性扭曲会让我们失去理智，一个没有理智的员工不但无法做好工作，还会出现出一个又一个人性弱点，比如，嫉妒、自卑、自大等，这些人性弱点的魔鬼将会进一步对员工形成强大的影响力，导致员工因压力出现问题，因此，压抑与诸多魔鬼是紧密地联系在一起的。

压抑是压力发展的结果，因此，避免压抑就要懂得释放压力，同时，要将自己的内心归于平静，不要对自己提出过高的要求，对待工作也要以一颗轻松的心去面对，只有这样，才不会产生过大的压力。

长期的压力对我们的身心会造成极重的负担，承受压力的人总是与快乐绝缘。在生活中，我们经常看到一些人明明很年轻，但却动作缓慢，整个人失去活力，这就有可能是压力所导致的。释放压力，才能让我们走出压力的包围圈，感受到阳光的耀眼和温暖。

员工的心理健康已经成为影响企业发展的主要因素，企业管理者要将员工心理健康视为企业发展的动力，也是员工职业生命脉的动力所在。

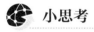 **小思考**

## 了解工作当中的无形压力

1. 工作是很多人用青春和热血创造价值的平台，在这个平台上，很多人找到了属于自己的路。

2. 我们做任何一件事情，都会遇到各种各样的挫折，这些挫折本身就是一种压力，尤其是在企业当中工作的员工，这样的压力出现的频率极高，因此，员工的压力是无形的，但却是锁住员工思想的一把锁。

3. 压力会让员工的心理产生变化，让一个人发生质的转变，有的人因压力而变得更加积极，有的人则在压力面前低下了头，在压力的作用下变得自卑，自暴自弃。

## 太过自我欣赏

在生活和职场当中，会遇到这样一群人，他们对自己格外喜爱，不但每天在镜子当中欣赏自己，还会在职场当中表现出对自己的欣赏。

职场中的太过自我欣赏往往会让员工表现得太过自负，而过于相信自己的结果，有可能让即将成功的事情一败涂地。

在一家从事电器生产的企业当中，有一位员工平时很有自己的主见，这本是无可厚非的，毕竟，只要是人，就会有自己的个性，更何况现代社会是提倡个性的，但这位员工的主见没有得到管理者的重视，甚至在一部分的管理者心中，认为这样的员工是值得培养的。

有主见是好事，还是坏事，往往因事和因人而异，这位员工的主见，更多的是盲目地相信自己，自信与自大间的关系，他没有拿捏好分寸。终于，有一天，这位员工的这点不起眼的小毛病为企业带来了巨大的损失。

企业的主管将一项谈判的工作交给这位员工去做，这位员工在与对方接触了几次后认为合作是没有问题的，因为，双方的谈判一直都进行得很愉快，于是这位员工就放松了警惕，结果，在约定的签约那天，对方并没有到场，而是给他打了一个电话，并告诉他："我喜欢与实事求是的人合作，但你的话中有太多自己的主见成分，这些成分让我无法完全信任你，你也知道，信任才是合作的前提。"这位员工听了对方的话愣住了，事后在反省时他才发现，原来自己太过相信自己的判断，在谈判时，没有完全按照事先的谈判方式进行，如果成功了，自然可以说是将在外军令有所不受，但结果却失败了，看来，自己真的是错得太厉害了。

虽然这位员工认识到了自己的错误，但作为一名员工做出了严重损害企业利益的事情，就算管理者能够给他机会，其他的同事也会对其不满，于是这位员工在思虑后决定辞职。

自我欣赏并不是一种罪过，但却需要把握一定的度，如果过于自我欣赏，人就会变得自负，而自负的人，多是与失败结缘之人。

自我欣赏首先要认清自我，这是一个相当难的问题，每个人都想清楚的了解自己，但事实上，每个人对自己的了解都会有误区和盲点。

战国时期，赵奢的儿子赵括从少年时代起，就熟读兵书，善谈兵法，连他的父亲赵奢也说不过他。公元前262年，秦国攻取了韩国的上党郡，韩国请求赵国发兵。赵国派遣大将廉颇率领大军驻守长平，秦国也派大军向长平进攻。

面对强大的秦军，廉颇筑壁垒坚守，两军相持不下，于是秦国采取反间计，诱使赵孝成王弃用廉颇，改用赵括为将。于是赵括走马上任，一到长平就把廉颇原来的计划全部改变，调兵遣将大举进攻秦军。

而秦王却用善战的白起为上将军，取代了王龁。白起到任后，设计赵括，正面佯败后退，布置了两支骑兵，迂回抄袭赵军后路，赵括不知是计仍然乘胜追击，直攻到秦军壁垒之下。秦军坚守阵地，赵军不能攻下。秦军的一支骑兵切断了赵军的后路，使赵军腹背受敌，另一支骑兵直攻军粮道，使赵军失去了根据地。赵军被围，赵括最后亲率精兵搏战，最终被秦军乱箭射死。在赵括死后，赵军军心大乱，四十万赵军投降了秦国。但大将白起怕投降的赵兵造反，除将年幼的240人放回赵国外，其余全部坑杀。

这就是历史上有名的"纸上谈兵"的典故。在赵括的心里，他自认为是个军事家，所以敢于接帅印。而实际上，他只是个空想的军事家，没有经过战争的考验。正是由于赵括没有认清自己，导致了自己被杀，赵军四十万人被坑杀的结局。

在现代生活当中，很多人都是文中的那个赵括，对自己不了解，只欣赏自己的优点，却忽视致命的缺点，这样的人如果不认清自我，继续沉迷于自我欣赏当中，是无法真正取得成功的。

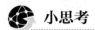 小思考

## 孤芳自赏的心理解析

1. 每个人都对自己有一份超出常人的喜爱，这是一种正常的心理。不爱自己如何爱他人呢？

2. 有的人对自己的欣赏已经达到了病态的地步，甚至在意识当中，将自己当成无所不能的神。在这种心理的作用下，想要与他人和平相处，自然就是一种奢望。

3. 太过自我欣赏，往往会让我们迷失自我，找不到自己在职场当中的位置，从而距离成功越来越远。

# 第二节
# 职场常见的不良心理

## 多疑，杞人忧天式员工

一个多疑的人总是怀疑一切，在与性格多疑的人相处时，他人会觉得很辛苦。别人多说一句话，都要清楚地知道，对周围的人进行盘查式的询问，这样的相处方式让他人觉得十分疲惫。

在现实生活中，人们多对拥有多疑性格的人敬而远之。对此，戴尔·卡耐基进行了有效的总结："常对人怀有敌对情绪与猜疑性格的人，怀有偏激情绪的人，往往容易使人与他人的关系陷入僵局。"从大师的这句话，我们悟到了一个道理，即多疑是一切矛盾的根源。

在中国历史上，有猜疑性格的人不在少数。曹操是三国时代的一代枭雄，其能力自然不容置疑，但他的性格中也有着致命的缺陷，即猜疑一切。他的这种性格让跟随他的人没有任何安全感。一个人长期处在恐惧的环境下，自然不会真正地向对方交心。性格多疑的人，不但会伤害身边的人，还会伤害到自己。

华佗是三国时代有名的神医，但他却不愿留在许都，便借口妻子生病回到了故里谯县。可是曹操疑心重，他怀疑华佗是在骗他，于是派人去调查，并把华佗抓了回来。这时，有人劝曹操放了华佗，曹操的疑心病又犯了，他怀疑华佗在给他治病时故意留了一手，所以他的头疼病老也治不好，还不如干脆把他杀了，免得麻烦。就这样，一代神医因曹操疑心病作怪，死在了他的刀下。后来，曹操的小儿子曹冲生病，曹操悲伤地说："后悔杀死华佗，看来曹冲是没救了。"实际上，曹操为他的疑心病也付出了沉重代价。

曹操的多疑体现在多个方面，华佗不过是其中之一，下面的这则故事也表现出了曹操多疑的性格，这样的性格让曹操身边的人都为自己的命运感到担忧。

曹操刺杀董卓败露后，与陈宫一起逃至吕伯奢家。曹吕两家是世交。吕伯奢一见曹操到来，本想杀一头猪款待他，可是曹操因听到磨刀之声，又听说要"缚而杀之"，便大起疑心，以为要杀自己，于是不问青红皂白，拔剑误杀无辜。

这是一出由猜疑心理导致的悲剧。猜疑是人性的弱点之一，历来是害人害己的祸根，是卑鄙灵魂的伙伴。

猜疑的性格并非帝王将相所独有，我们普通人，也免不了出现这样那样的猜疑，这些猜疑的根源往往是心理作用，人心才是一切的根源，人们总是喜欢用自己的主观判断去对客观事物作出评价，结果必然是武断盲目的。

多疑的人随时画着脸谱，因为他们不想，也不愿他人看清自己的真面目，这样的人无法与他人交心，只能戴着面具生活。

在当代职场当中，也有很多多疑的员工，他们对自己周围的人不信任，将同事假想为敌人，时时刻刻加以防范。

李参与王朋一同工作已有3年之久，在这3年当中，他们合作完成了很多工作，王朋对李参很信任，只要是工作上的事情都会告之李参，但李参这个人生性多疑，对于王朋所告之的事情，经常会向他人求证，由于李参的语言表达很委婉且都是在闲谈中进行的，因此，王朋并不知道自己的工作伙伴原来不信任自己。

一次，李参和王朋一起参加一个会议，在会议进行到第三天的时候，李参生病了，王朋对他说："你放心养病，会议的内容我整理好后告诉你。"李参点点头，并对王朋说了一些感谢的话，当李参完全康复后，王朋将整理好的会议内容复印后交给了他，李参看后没有说什么，但在王朋离开后，却向其他参与会议的人借会议记录。

正巧，这一幕被王朋看到，王朋对他说："既然你不相信我，我就拿回复印件好了。"说着从李参手上拿回了那份已经整理好的会议记录复印件。

两个人虽然还在一起工作，但王朋只做事情，尽量与李参少一些交流，因为，王朋的自尊心被李参的多疑伤害了。

一个人一旦掉进猜疑的陷阱，必定处处神经过敏，事事捕风捉影，对他人失去信任，对自己也同样心生疑窦，损害正常的人际关系，让他人感到不安。

古时候有位以砍柴为生的人丢了斧子，他想来想去都感觉是隔壁邻居偷了，一连好几天看对方说话的表情、眼神、动作、走路的姿势都确信就是他偷的，却苦于没有证据！后来他再一次去山里砍柴，就在他常休息的地方又找到了自己丢失的斧子，回来后他怎么看邻居怎么不像是个小偷！说话的表情、眼神、动作、走路的姿势怎么都不像！

诸多的猜疑往往会让事情的真相扑朔迷离。只有用一颗坦荡的君子之心，才能在生活和工作当中分辨出真正的君子与小人，这个世界上，猜疑不可靠，只有事实才有真正的话语权。

我们常说性格决定命运。人的性格影响着我们的生活，同时，也指导着我们的行为。多疑的性格无疑是影响我们人际关系的障碍，一般而言，多疑的人人际关系都会非常紧张。

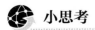 小思考

### 挖掘怀疑一切的根源

1. 现实中的一些事情，让怀疑成为了人们做事的第一反应。这是可悲的，但却也是无奈的。

2. 尤其是受过伤的人，为了不重蹈覆辙，总是怀疑一切。这样的人不容易信任他人，活得很辛苦。

3. 如果我们能够对周围的人多一点点信任，我们的生活将会因此发生变化。

# 自私，利己主义者

自私就像一个囚笼，将我们自己关在其中。自私的人都以自己为中心，什么事情第一个先想到的是自己，这样的人只将情感与关注放在自己身上，对他人的态度是冷漠的。

雨果就曾在《悲惨世界》中刻画了自私的人物形象，即文中的德纳第夫妇。他们是小镇蒙佛梅一家酒馆的老板，典型的中下阶层人物，在他们的身上，贪财、自私、卑鄙的个性表现得淋漓尽致，他们夫妇二人总是互相挖苦，对珂赛特一致的欺压，对女儿艾潘妮一致的溺爱，后来德纳第先生在战争中搜刮死者身上的值钱物品，最后两人还在珂赛特的婚礼上着实耍宝了一阵，真是不改其性。

这样的人如果出现在文学作品当中，人们就会对他们产生一种厌恶或憎恨，但毕竟远离自己，无法亲身体会他们的自私和冷漠。但在现实生活和职场中则不一样，这样的人若生活在我们的周围，就会对我们自身的利益造成影响。

我相信，没有人愿意与一个冷漠的人在一起。在职场当中，自私的员

工身边往往缺少朋友，缺少团队合作精神，而后一点正是现代社会和企业所需要的，没有合作精神，无论多么出色的人才都无法在企业中生存下去。

众所周知，现在的企业更注重合作能力，而不是利己主义，一个在企业当中只想如何才能表现自己的员工，会引起管理者的注意，但这种注意却是戴着有色眼镜的。

郭林是个极其自私的人，每次当他在工作中遇到困难时，就会向其他同事请教，同事总是会毫无保留地告诉他，但当同事向他请教时，他就推三阻四，总是说："这个问题你都不懂，我就更不懂了，再向别人问一下吧。"几次过后，同事便知道，原来他是这样一个藏私的人。于是，当他再向同事请教时，同事就会用"这个问题你都不懂，我就更不懂了，再向别人问一下吧"来回答他，这让郭林很郁闷，他将这件事告诉了朋友，朋友听后笑道："如果我是你的同事，我也不告诉你，你现在根本就是五十步笑百步，你忘记了，你的同事回答你的话，可是你敷衍同事的原话，他们是想告诉你，你的自私已经被他们知道了。"

郭林听了朋友过于直白的话，虽然有些不开心，但也明白了，这是自己所种下的果，是苦是甜都要自己来承受。

自私，只知利己的员工是无法取得同事的信任的，这种不信任将会为他们的合作带去困难，同时，自私自利，不仅仅伤害他人，也伤害自己。

有一头驴和一只狗一同赶路，它们的主人就在它们的后面，走到一半路程的时候，主人在路边睡着了，驴子停下来吃着草，吃得又香又甜，而这只狗却饿得难受，于只好向驴子恳求："亲爱的朋友，请你蹲下来，装饭的篮子挂在你的背上，我想吃一点儿东西。"但这只驴子却听而不闻，不理这只狗，一味地自己低头吃草。当它吃饱后，才对这只狗说："你不要着急，等主人睡醒了，他就会拿东西给你吃的。"就在这时候，一只狼蹿出了树林。这时，驴子赶忙向狗求救，狗却说："朋友，不要着急，等主人醒了，他就会救你的。"当狗的话刚落下，狼已经扑上来，把驴子咬死了。

如果没有驴子先前的自私行为，那么，狗就会帮助它。因此，自私的行为不但会伤害他人，对自己有时也会产生致命的伤害。

企业当中一定会有这样的自私的人存在，为了防止这种自私的行为破坏员工间的合作，管理者可从以下两方面帮助员工走出自私的思想。

一方面，加强员工的团队意识，像表扬个人成果一样对团队成果进行表扬。尤其是当团队成员之间能够互相帮助时，管理者要对这种行为给予肯定，让员工明白团队的力量就在于每个人都可以做到无私。

另一方面，团队是一个整体，在这个整体当中要有互相包容和体谅的心胸，即便最终失败了，也不否认作出的努力。在团队合作当中，我们经常可以听到互相指责的声音，这些声音说者痛快，但听者却有心，这也是矛盾的根源，说一些指责话的人，存在一定的私心，因为，指责他人的不当，就可以减轻自己的责任，很多时候，这样的指责的目的在于转移他人的注意力。一个团队要想保持长久的战斗力，不存私心，互相包容是极为重要的。排斥导致失败的个人只会让团队成员的战斗力减弱。

团队中的自私之人并不在少数，对于这样的人，管理者要压制他们的私心，让他们的私心不能发挥作用，只有这样，他们才会愿意放下私心，与团队的其他成员精诚合作。

 **小思考**

## 自私也是一种人性弱点

1. 人不为己，天诛地灭，是对自私之人的写照。

2. 自私是人成长过程中一直带有的人性弱点。

3. 自私的人无法交到真心的朋友，也无法获得多数人的认可。

4. 员工的某些自私行为，会对工作产生极大的影响，因此，摒除自私的弱点是员工与同事和平相处、共同合作的首要前提。

# 嫉妒，见不得别人的好

有这样一句歌词，"只要你过得比我好，什么事都难不倒"。这是人的一种大度，但在现实当中，嫉妒之人比比皆是，他们的座右铭是"只要你过得比我好，我就受不了"。不要低估一个人的嫉妒心，它是人性弱点中最常见的一种，每个人的身上都或多或少存在着嫉妒的影子，无论嘴上如何不承认，在不知不觉中都会表现出来。

嫉妒之心贯穿于所有的人，因其不分年龄不分男女的特点，让嫉妒一词频频出现在我们生活中。对于嫉妒，戴尔·卡耐基是这样理解的："一个人总有一天会明白，嫉妒是无用的，而模仿他人无异于自杀。"

有一个人在路上遇见了上帝。双方谈得很愉快，于是上帝决定满足他一个愿望，但有一个前提，即他的邻居会得到双份的报酬。那个人听了上帝的话很开心，但细心一想：如果我得到一份田产，我邻居就会得到两份田产；如果我要一箱金子，那邻居就会得到两箱金子；更要命的就是，如果我要一个绝色美女，那么那个看来要打一辈子光棍的家伙就同时会得到两个绝色美女，他想来想去也不知道提出什么要求才好，他实在不甘心被邻居白占便宜。最后，他一咬牙说："你挖我一只眼珠吧。"

嫉妒之人的心中充满了怨恨，无法面对他人比自己强，于是用伤害自己的方式来伤害他人，这是典型的小人之心，就像那个遇到上帝的人一样，原本一件利人利己的好事，转眼以悲剧收场。

嫉妒之心是一剂慢性毒药，我们也许经常饮下，但却不自知，它蚕食着我们的心灵，让我们的心灵迷了路，找不到出口。嫉妒来源就是他人比自己强或比自己好，这样的心理其实是一种不平衡心理，但无论我们的嫉妒心有多强，我们也无法改变既成的事实，与其如此，不如远离嫉妒，用一颗包容的心去对待我们身边的每一个人，每一件事。

李佩佩是一名销售人员，她通过自己的努力业绩一直保持着前三，这个成绩对很多人而言都值得安慰，但李佩佩却并不满足，每当其他人获得第一的时候，她的心里就会很不舒服，也不服气，觉得那个人所取得的成就是侥幸。

有一次，一个同事获得了月销售冠军，李佩佩在与他说话时，总是带着几分嘲讽，同事对此很不满，说道："我不知道你为什么要针对我？"李佩佩没有说话，只是在心中对自己说"谁让你比我强"。

人的嫉妒心是非常可怕的，它会让人迷失自我，找不到心灵的出口，记得有这样一个说法："不受天磨非好汉，不遭人妒是庸才。"这句话也反映出了嫉妒心的无所不在。

嫉妒心是最可怕的毒药，中毒者往往不自知。在以往，一说到嫉妒，人们首先想到女人，其实不然，男人也有嫉妒心，只是很多人将其藏在心中，化为阴谋罢了。

嫉妒之人首先是一个不自信的人，因为他不相信自己能够超越他人。在企业当中，一个拥有嫉妒心的人，无时无刻不活在痛苦当中，因为，企业当中，能让他嫉妒的对象有很多。也许，每个人都有嫉妒心，但有的人将这份嫉妒变成羡慕，成为自己前进的动力，让自己追赶和超越自己所羡慕之人。

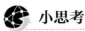 **小思考**

## 人性中的嫉妒一面

1. 当别人的各方面表现都出色时，有些人的心里就会不舒服，这就是嫉妒的表现。

2. 善妒的人会做出很多失常的事情，比如，话带讽刺，对出色的人进行无中生有的诬蔑等，这些行为虽然具有攻击力，但却也让自己失去了人心，伤人伤己，何苦呢？

3. 当我们无法因嫉妒控制自己时，可以用一种接近的心态去调整自我，这种心态就是羡慕，同样是两个字，心态却完全不同。

# 干涉，参与欲望太强

生活中，我们喜欢自由自在，不喜欢他人对自己的事情指手画脚，但偏偏有些人对他人的事情格外感兴趣，希望自己也能参与进去，这样的人往往控制欲强，好奇心重。

对他人的事情感兴趣的人，说得客气一些是喜欢参与，说得严重一些就是干涉。刘言就是这样一种人。

刘言有着很重的好奇心，喜欢研究同事，每个与他共事的同事的家庭背景等资料，刘言都十分清楚，对此，刘言自己感到很骄傲。但同事对他却有些害怕，因为总感觉有一双眼睛盯着自己，这种感觉令人很不自在。

有一次，一个同事在主管那里接到了一个客户，这个客户对企业来说十分重要，刘言也想参与其中，于是主动与这个同事喝酒，酒后，这个同事说出了实言，而刘言从同事那里得到了消息，于是主动与这个客户联系，在第一次见面，就给这个客户留下了深刻而良好的印象，两个人交谈的特别愉快。

在与客户接触后，刘言这样告诉主管："今天，我见了一个客户，这个客户对我们公司的产品有大量的需求，我们见面后谈了很多，客户也对公司的产品十分感兴趣，我明天拿样品给他看，对了，这个客户叫韩齐。"

主管对这个叫韩齐的客户自然十分熟悉，这正是他已经交代另一个员工去接触的客户，主管看着刘言，说道："这个客户的确是个大客户，既然你已经接触了，这个客户就交给你了。""好的，如果您没有其他的事情，我就先出去了。"这位主管点点头。在刘言离开后，这位主管将之前负责的那位员工叫了进去，将事情对他进行了交代，并告诉他，这个客户由刘言负责。

同事离开主管的办公室后，来到刘言的面前，说道："那个客户是主管交给我的，你为什么非要参与呢？想表现自己是吗？"说着没等刘言回答，便阴着脸回到了自己的座位上。

在企业当中，同事之间有竞争是件很平常的事情，但竞争也需要讲究方式，用卑劣的干涉方式进行抢夺，这样的行为本身就是小人的行为。

每个人都有好奇心，很多人的好奇心只停留在表层，即想知道对方在做什么，仅此而已。还有一部分人，他们对参与他人的事件非常感兴趣，甚至想主导发生在他人身上的事件，对于这样的人，我们要采取一定的消息封锁措施，让他们无法得到信息，从而无法对我们的事情进行干涉。

袁雨在一家公司工作了3年，3年的时间已经足够去了解办公环境和周围的同事。在他的同事当中，有这样一个人，这个人对其他人的事情很感兴趣，每次别人在接手一些工作后，他都主动上前，并且参与其中，最可恨的是，明明是他人的工作，他在接手后却占据主导地位，总是想让别人按照他的想法去工作。他的这种态度，让其他的同事都对其敬而远之。

时间长了，这个同事便失去了参与他人工作的兴趣，开始寻找其他的兴趣点。

其实，处理职场的问题与处理生活的事件大同小异，对于那些喜欢干涉他人工作的员工，只要我们有意地封锁消息，并对其保持距离，时间久了，这类员工就会有所察觉，从而自觉改变自己喜欢干涉他人工作的坏习惯。

### 小思考

## 参与性过强的员工的心理

1. 这类员工，认为只有参与他人的事情，才能引起别人的注意。

2. 在参与的过程中，这类员工享受到了满足感。

3. 喜欢干涉他人事情的员工，往往以自我为中心，不顾他人感受，这类员工的人际关系往往都不是太好。

# 第三节
# 是什么使员工几近崩溃

## 企业文化"沙漠"

一个没有文化的民族是一个悲哀的民族，同样，一个没有企业文化的企业也是没有前途的企业。企业文化在企业当中是灵魂般的存在，一个企业要想很好地发展，就要建立起有自己企业属性的企业文化。

现在有很多企业不注重企业文化的建设，认为企业文化就是口号，没有实际的用途，这是对企业文化的一种误解。

在河北有一家服装制造企业，这个企业有着较强的生产能力，服装的销售量也一直不错，但唯一的遗憾是没有属于自己的企业文化。正是这一点，让企业的员工没有凝聚力和战斗力，一旦遇上强劲的对手，企业就会处于不利的地位。

最初，企业的管理者并没有意识到这个问题，直到与朋友交谈后，才将企业文化提到一个重要的高度上面。为此，企业的管理者请了专业的公司为其企业量身打造企业文化，经过专业公司的考察和对其业务的了解，提出了"我们卖的是产品也是设计"的企业文化，这个新制定的企业文化宣传了设计的重要性，既鼓励员工参与设计的热情，又为产品进行了更高端的定位，告诉客户，设计才是企业产品的主要卖点。这个企业文化一经提出，企业设计部门收到大量员工设计的服装，有些服装设计十分新颖，很有创意。同时，这个企业文化也走进了当地的消费者心中，走进了每个爱好穿衣的消费者心中，让每个消费者都知道，他们所购买的衣服都是经过企业精心设计的。这家企业的影响力就得到了拓展，成为当地受欢迎的服装品牌。

企业文化已经成为企业立足竞争的根本，没有企业文化，企业就缺少核心竞争力。在如今这个市场竞争异常激烈的年代，很多企业都注重挖掘本企业的文化价值，用文化来引导企业的发展。其中的主要原因是，"企业文化价值最大化"的概念有效地保障了企业可持续发展所需要的各种条件。

当企业文化出现后，最重要的工作就是落实，没有落实的企业文化就会流于表面，无法对企业和员工产生推动力。落实文化过程中，思想变革是决定性因素，思想不转变，企业文化就无法落地。当然，企业可以通过调查来查看企业的员工对企业文化的执行情况，比如，在一个企业当中，如果只有20%的员工能够理解企业文化的真正含义，并能依企业文化的方向来引导自己的工作方向，那么，这个数字说明企业文化没有深入到员工的心中，落实不到位。但如果企业当中有80%以上的员工对企业文化能够很好地理解并执行，这说明企业文化得到了真正的落实。

在海南有一家食品公司，这个公司的管理者一直认为，民以食为天，做食品企业，要将品质放在第一位，于是管理者在企业内部推出了"质量就是生命"的企业文化，并通过各种培训课程，让员工明白质量的重要性。

这家公司的管理者曾讲过这样一个故事。他说，有一次，一个外出打工者在回家时给家中孩子买了一些食品，孩子很开心，一方面是见到了自己的亲人，另一方面也是因为这些从未吃过的食品，孩子开心地吃光了所有的食品，结果，却不幸中毒进了医院，而原因就是那些添加了有毒物质的食品。讲完这个故事，这位管理者接着说道："我一直在想，如果这是我的孩子，我会有多么心痛，有多么恨制造这些有毒食品的企业。我们现在的工作就是要将质量放在第一位，只有这样，才能让吃我们食品的人，安心，放心。"

这位管理者通过这样一个故事，告诉负责质检的员工，质量是企业的生命，因此，在这家公司里面，每一位质检员对于产品质量都能做到统一的要求和标准。质检员工会对不符合质量标准的产品自觉地进行抵制。

企业在宣传文化方面要从口号转到实际行动，由"虚"变"实"。企业文化只有落到实处，才能发挥其作用，企业文化才能常青。

在现代社会当中，企业文化受到普遍重视，它已从单纯的口号，变成员工自觉努力的行为，这个转变，让企业文化发生了质的变化。

在海尔的发展过程中，一直将质量作为企业的文化之一，著名的砸冰箱事件，就是海尔以质量求生存求发展的实例。现在海尔文化的核心是创新。而之所以提出这样的企业文化是与大的市场竞争环境有关，是企业生存的需要。

海尔的企业文化有三个层次，即物质文化、制度行为文化和精神文化，在这三方面的文化配合，构成了海尔创新文化的实际内容。

一个企业当中如果少了企业文化，那么，企业的发展前景就会变得很模糊，员工与管理者之间无法形成强大的战斗力和凝聚力。事实上，一个有潜力的企业都在经营着属于本企业的文化，企业文化在企业内部起到了导航的作用，它已成为企业员工与管理层共同的目标和方向。

 **小思考**

## 企业文化对员工的引导作用

1. 企业文化已经成为企业发展的核心，没有文化的企业，就像失去水源的大海，只有外表，不具内涵。

2. 企业文化是企业管理层与员工共同努力的方向，有的企业文化侧重质量等实质的文化内容，而有的企业则注重发展前景，会提出一些起鼓励作用的文化内容。

# 过度惩罚

每位员工在工作过程中，都会有犯错的时候，有些管理者眼中容不得员工犯错，一旦犯错便会进行惩罚，当然，惩罚的方式有轻重之分，一些比较开明的管理者会用小的惩罚来达到目的。但遇到一些不明是非的管理者，员工就受罪了，过度惩罚让每位员工每天都活在战战兢兢中，当然，也会有一些员工因为无法面对这样的恐惧而选择离职。

有这样一家企业，对员工的要求和各项制度有上百条，虽然每个员工都没有认真去看，但一遇到事情，这些制度就发挥了作用。

比如，一个员工迟到了三分钟，这本是一种正常的现象，虽然错在员工，但由于一些非人力因素导致的错误是可以理解的，就是惩罚也要适量，结果当员工到了公司后，主管告诉他，由于他的迟到行为，公司决定给予100元的罚款处罚，这位员工自然不服，上一天班才100元左右，迟到三分钟难道就这样过度惩罚吗？于是与主管进行争辩，主管拿出了公司的制度，制度中规定员工迟到十分钟内处以100元的罚款，十分钟以上，一个月超过三次，即扣奖金。

这位员工看后，讽刺地一笑，说道："既然如此，我请事假。"于是写了假条，转身走人了。

企业制定规章制度是正确的，但在制定时不应过于苛刻，对员工的任何惩罚，都应以适量和小惩大戒为前提，否则，对员工的惩罚就成了为惩罚而惩罚，其结果可能会激起员工的不满和反抗，从而影响企业的发展。

员工在企业中工作，企业的发展与员工的命运就联系在了一起。为员工提供一个舒适且有制约的环境是非常必要的。人性当中有一种惰性，没有制约，员工就无法产生效率，但制约过度，就会打压员工的工作积极性，如何找到平衡点，才是企业管理者最应关注的问题。

一般而言，企业的制度并不是企业管理者闭门造车的结果，因为制度是为全体员工制定的，尤其是惩罚制度更应考虑员工的承受能力。比如，对于迟到的行为，可以规定每迟到一分钟扣一元钱，每周迟到超过两次，任何奖金都将取消，这样的惩罚制度既起到了警示员工的作用，又考虑了员工的承受能力，这就是一个平衡。

当然，有些企业管理者根本不注重这样的平衡，思想还处在古老的状态下，认为越是严格，越能培养出优秀的人才，但却忘记了一点，越是优秀的人才，越需要一个宽松的环境，如果每天戴着紧箍咒上班，还有何拼搏的心情。

过度惩罚制度是现代企业的一种落后的制度，这样的制度伤害了员工与企业的感情，让员工对企业没有归属感，甚至会产生厌烦，同时，过度惩罚会让员工产生一种不安全感，没有一个优秀的员工愿意生活在这样的职场环境下。

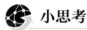 **小思考**

### 过度惩罚中的落后管理

1. 企业中的惩罚应以教育为主，但有些企业对员工的惩罚过于严苛。

2. 过度惩罚意味着反抗的加深，也为企业制造了管理上的困难。

3. 过度惩罚会让员工人心惶惶，不安的情绪状态会严重影响工作效率，过度惩罚不但不会起到警示作用，还会起到反作用。

4. 有原则，也要有灵活性，任何事情都是过犹不及的。

## 管理中的冲突调解

员工在工作过程中，会产生一些矛盾和冲突，但有些管理者却对这种矛盾和冲突用回避的方式进行解决，这让员工心中产生了诸多的不满。

其实，调解工作是管理者工作内容当中的重要一项，作为管理者，一个最重要的作用就是让企业在平和稳定中发展，一旦矛盾出现，如不及时解决，就会影响企业的发展，这种影响有多大，与矛盾大小有直接关系。冲突是造成和导致不安、紧张、不和、动荡、混乱乃至分裂瓦解的重要原因之一。而身为一名管理者，应该具备优秀的管理和解决问题的能力，直面冲突，找到问题的根源，是化解冲突的关键所在。

其实，在某些时候，冲突并非都是消极的，在冲突当中有一些积极因素，如果管理者能够找到冲突中的积极因素，并将其放大，那么，冲突就会成为企业发展的激励因子，反而会增加观点的多样化，在彼此间形成相互弥补的优势，提高紧迫感。

著名的通用汽车公司发展史上就曾有两位重要的人物，他们因冲突和矛盾，而为通用公司的发展带来了不同的影响。其中一位便是威廉·杜兰特，这位通用公司的管理者在重大决策上喜欢由他自己一个人做决定，这种集权式的统治，让他的下属感到不满，在他的管理下，这种局面仅维持了四年。这种局面虽然没有冲突，但却为公司的发展带来了灾难。要知道，任何一个人的智慧都是有限的，中国有句话叫"智者千虑，必有一失"。由此可见，一个人的世界是不完整的，而没有冲突的公司也是没有任何发展的。

为通用公司带来重大影响的还有一人，就是艾尔弗雷德·斯隆，他是通用公司声望最高的管理者，他曾作为杜兰特的助手，在这个过程中，他看到了杜兰特管理中的错误，因此，在他上任后，他充分调动集体的智慧，在决策时，广开言路，广泛征求他人的意见，听取不同的声音，他认为，这种矛盾可以让公司更加民主化，同时，不同的声音会为自己的决策提供信息，带领企业更好地发展。从这件事可以让我们对企业内的冲突和矛盾有一个新的看法。对今天的管理者来说，没有冲突的企业是一个没有活力的组织，作为管理者要敢于直面冲突和矛盾，让其为企业发展提供机遇。

曾任索尼公司副总裁的盛田昭夫认为，矛盾和冲突是公司发展的根本所在，一个公司如果没有不同的声音，那么这个公司就是没有发展前途的。他任副总裁时与当时的董事长田岛道治有过一次冲突。由于盛田坚持自己的意见不让步，使田岛很愤怒，而当时盛田对这种争吵并不在意，他十分直率地说："先生，如果你我意见是完全一样的，我们俩就不要待在同一间公司领两份薪水了，你我之一应辞职。就因为你我看法不一样，公司犯错的风险才会减少。"从这个故事当中，我们可以看出矛盾和冲突对公司发展带来的重大影响。

在企业发展过程中，冲突和矛盾是必然的和普遍存在的，在这种情况下，作为企业的管理者要采取不回避、不放任的积极态度，认真处理，力求让这些冲突变为影响企业发展的积极一面。要相信，任何冲突和矛盾都不是没有依据的。及时的沟通，合理的分析，妥善的处理是企业管理者化解冲突的重中之重。

求同存异是企业发展的根本，在这一原则的指引下，任何冲突和矛盾都不是绊脚石。在一个单位或部门，下属们对某项任务或某个问题在利益和观点上不一致，是常有的事。有时双方甚至会剑拔弩张、面红耳赤，搞到十分紧张的地步。这个时候就需要管理者出面进行调停，为双方进行调解。

其实，这也是一种竞争的表现，作为企业的管理者不但要让企业面对外部竞争，在企业内部开展公平公正公开的竞争，也是有必要的。有竞争就必然有冲突，在这一点上，作为企业的管理者要有明确的认识，但这种竞争应是良性的。既要发挥竞争的激励机制，又要避免不正当的手段出现。一般而言，内部竞争是在冲突与矛盾中向前发展的。作为企业的管理者要认真面对这种冲突，及时沟通，最大限度地发挥积极性和创造性，努力实现组织系统的整体目标。不过，不管用何种方法解决，管理者在此过程中必须保持公正与正直，像天平一样不偏不倚。只有这样，企业才能健康地向前发展。

团队的力量虽大，但同时，团队内部也是有冲突和矛盾的，作为管理者要敢于直面冲突，将不利的冲突化解，将有利的冲突进行引导，从而让冲突和矛盾成为企业发展的一个影响因素，让成员都以身为组织一员而感到自豪，促使企业长久平稳的发展。

在现代社会中，每个人都面临着极大的压力，在这种情况下，人们更易坚持自己的观点，但有的时候，我们所坚持的却未必是对的。

每个员工都有自己的坚持，在这种情况下，管理者要选择合适的方式，让其明白，他的坚持是错误的，降低员工的对抗情绪，从而将矛盾化解。一般而言，员工的心理矛盾有以下几种表现形式。

**1. 猜疑心理**

这种心理存在于每个人的内心世界，无论彼此间有着怎样的信任关系，在对方意识到你的说服目的时，都会产生猜疑，这就像一只受了惊吓的鸟，在这时，你却弹了一下弓，这只鸟当时就会被惊走，这就是我们常说的惊弓之鸟。特别是那些本身就喜疑神疑鬼的人，在面对被说服时，反应会更大。美国卡耐基梅隆大学的罗伯特·凯利博士，曾针对美国 400 位经理进行调查，结果发现，这些经理下属的员工有 2/3 的人感到经理不能给他们提供对"公司观念的清晰理解，任务及目标的明确解释"。这是非常危险的信号，这种信号告诉经理，员工的工作效率并不高，会严重影响企业的发展。同时，对经理个人的发展也是十分不利的。

猜疑心理是每个人都存在的，当信息不明时，人们就会做出自我解释，因此，作为管理者要处理好这种猜疑心理，化解冲突，让被说服者产生信任感。

**2. 防卫心理**

这是人们的一种心理戒备状态，有着这种心理的人，会十分敏感，他会随时注意周围人的一举一动，同时，从他们的言行中推测当时人们的心理状态。这不同于人们平常意义上的观察，这种防卫心理的产生是不信任的结果，是一种心理危机的表现。

谈话是医治防卫心理的有效途径。在进行谈话时，你要注意有这种心理人的反应，语气尽量平和，让对方多表达自己的看法，从中找到解决问题的突破口，同时，为了获得对方的信任，要缩短心理距离，让对方明白，你与他的相同之处颇同，使其从心理上接受你的言行，让对方在你面前放下防卫心理。

### 3. 不安与精神压力

现代社会发展过程中，不安与精神压力一直伴随着人们。当然，因每个人的承受力、性格等的不同，严重程度也有所不同。管理者在面对这一人群时，要格外小心，不能在言语上进行刺激，否则会让他们这种不安和精神压力加大，整个人将会走向崩溃的边缘。人都具有保护自己的精神及人格完整性的本能，即使你不存在控制对方的动机，对方在面对要求作出转变时，也会因为这可能影响自己的人格完整性而产生不安，承受一定的精神压力；在涉及一些对被说服者来说是重大问题的说服时，对方的回避是不可避免的，因此，管理者作为说服一方要有耐心，同时，还要给对方以缓冲的时间，另外，要找到不安的根源，从根本上进行说服化解。

每个人的心里，都有一个自我的存在，这种存在对个人的影响是大是小，就看我们自身的自我控制能力如何。有能力自我控制的，便可以让这个自我永远躲在角落里；不能自我控制的，这个自我就会光明正大地走出来，变成他人可观察的言行来进行外在表现。这时，作为管理者要说服那个已经表现出的自我，找到根源，从根本上解决问题。

 **小思考**

## 调解的意义与作用

1. 人与人之间一定会存在摩擦，这些摩擦需要进行调节，让其消散在萌芽状态。

2. 调节可让员工之间和平相处，一个温和的环境，有利于员工发挥自己的潜能。

3. 有效的调节能为企业创造一个良好的人际关系环境，有利于员工情绪的稳定。

第六章

# "EAP型"管理者

# 第一节
# 做同理心领导

## 亲临前线

在中国古代，有很多御驾亲征的故事。皇帝身为国家的领导者，亲临前线是件十分危险的事情，明知前线危险重重，又为何要这样做呢？答案就是提高士气。

古代的皇帝尚且知道用这样的方法来提高己方军队的战斗力，作为现代的管理者对这一点自然也是心知肚明。但遗憾的是，很多管理者对这样的方法不屑一顾，仍旧坐在电脑前，当个盲目的指挥者。

刘则就是这样一个管理者。他创办的是一家电子商务公司，在公司创办之初，他会和手下仅有的几名员工一同跑业务，探讨公司的未来发展，虽然很辛苦，但员工都为有这样的老板而感到开心，对公司的前景也十分看好。

短短一年多的时间，刘则的电子商务公司便成功在业界打出了自己的品牌，这时的刘则很明显地松了一口气，人的松懈心理一旦产生，行为也会随之发生变化。

现在的刘则每天都留在自己的办公室中，遇到问题只用冰冷的开会方式进行解决，这种变化让当初跟随他打江山的老员工感到心寒，也没有了以往的冲劲和动力。

管理者不但是企业的引路人，同时，还是企业的灵魂。如果在管理过程中，管理者忽视亲临一线的作用，就会让员工失去斗志，企业将会因此陷入低迷。

企业之所以设立管理职位，是因为企业需要一个人或一个团队对企业的运营和发展做出统筹规划，但规划的前提是对自己的企业有着深入的了解，那么，要如何去了解呢？就是要深入到第一线，与一线的员工进行交流，让员工多谈对企业的认知，对产品的评价，只有这样，企业的管理者才能真正地了解员工心目中的企业是什么样的，综合产品的市场反应，为企业及产品找到更适合市场需求的定位。

王文进入了一家大型企业，这家企业在行业内有着较高的知名度。与其他管理者不同，王文进入这家企业的第一步，就是亲临一线，在与一线员工的接触过程中，他自报了家门，让员工了解他，之后，又提出希望能与员工进行很好的交流。

于是，5名员工与王文在一个办公室当中进行了一次无障碍的交流，在整个的交流过程中，员工提出了很多意见，比如，"工作时间过长""加班费太少"等涉及员工自身利益的话题，王文听了这些意见后，说道："你们说的，我都记住了，我喜欢这样的交流方式，希望我们还有机会进行这样的交流。"

在回去后，王文针对这些意见进行分析，有些是合理的，但有些却是一些无理的要求，于是，王文在企业内部提出了几点改革措施，一方面保障员工利益，另一方面也保障了企业的利益。改革措施推出后，员工的士气大增，产品的销售量也随着改革的深入而不断提升。

每天坐在办公室中的管理者是无法真正获得员工的认可的。在员工的心中，管理者与自己的距离十分遥远，而自己每天辛苦工作，管理者也看不到听不见，既然如此，又何必那么辛苦呢？这是员工的想法，也是员工消极怠工的根源。

管理者亲临一线不仅能提高员工的士气，还能了解员工的需求，有些需求也许是管理者所忽略的，但对员工而言却是十分重要的，之后针对员工的需求予以满足，以利于企业内部凝聚力和战斗力的形成。

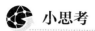 **小思考**

## 管理者亲临一线的心理作用

1. 众所周知，一线的员工是企业当中最为辛苦的，管理者亲临一线的行为，就将关心用行动表现出来了。

2. 管理者亲临一线也会激起员工的士气，让员工明白，自己没有被遗忘。

3. 有些需求信息是需要通过直接接触才能得到的，而亲临一线的行为，就为收集这种信息提供了条件。因此，时常亲临一线的管理者与员工之间的信息互动是非常好的，有利于管理者更好地管理企业和员工。

# 安抚和体谅员工

每个人都喜欢宽以待己，严于律人。对自己的要求很少，对他人的要求却像无底洞一样，永远无法填满，而诸多要求带来的就是他人的不断反抗，于是无法得人心，自然也就无法得天下。

在企业当中，管理者的角色是至关重要的。管理者之所以重要，是因为他需要让大脑不断地运转，以清晰地了解企业的运营和发展，同时，他还要为自己的下属和组织定下基调。企业的管理者是企业的精神领袖，正因为这样一个特殊的地位，让员工与管理者之间的交流机会变得非常少，而事实也证明，大部分员工在与自己的顶头上司打交道时，会在无形中承受巨大的压力，这也是员工所有工作压力当中所占比重最大的部分。因此，学会体谅员工就成为管理者的工作重心和内容之一，当然，每位员工都希望自己的老板通情达理，因为，这会让员工在工作时感到很愉悦。那么，如果一位员工长期在坏老板手下会有什么后果呢？我们来看一下，

2009 年瑞典一项对 3122 名男性长达 10 年的跟踪研究，通过研究发现在坏老板手下做事的人心脏病发作的比例要比有好老板的人高出 20%～40%。多么可怕的数字，从这个数字我们就可以看出一个懂得体谅员工的老板对员工而言是多么重要。

企业的员工面临着很大的工作压力，这些压力往往会让员工情绪陷入低落，进而影响工作质量和效率。这时，管理者要做的是安抚和体谅。

有一位员工，名叫罗坤，他在一家企业工作了 10 年，对很多人而言，这个时间本身就是一种折磨，但罗坤却有着自己的想法。

罗坤本身学历不高，在企业当中，只负责包装产品，工作简单且枯燥。曾有一段时间，罗坤也有过换工作的想法，因为，他对自己的工作已经感到厌烦了，在那段时间当中，罗坤的工作兴致不高，甚至还因此毁了公司的几件产品。

罗坤的主管对他的表现看在眼里，两个人为此进行了一次长谈。罗坤的主管这样告诉他："你的工作虽然简单，但对公司而言也是不可缺少的，我知道，一个人长期做一项工作会产生厌烦感，我能理解，也能体谅。你的情绪持续了近一周的时间，我现在才找你过来交谈，就是希望你能用这段时间处理好自己的情绪。"罗坤听后，说道："看来，我让您失望了。"主管笑了，"如果换作是我，也未必能够很好的处理，其实，每一项工作都很枯燥，但工作本身是为了实现价值，为了生活，你在这条工作线上已经工作了一段时间，技术熟练，环境也熟悉，好好考虑一下，如果真的很想走，跟我说一声。"

罗坤没有当场表达，在回去后，仔细想了主管的话，觉得他说的话很有道理，最重要的是，主管能够体谅自己的低落，正是这一点，让罗坤决定调整自己的情绪，留下来。

员工的情绪低落除了工作原因外，自身的家庭等也会让员工的情绪有起有伏。因此，企业的管理者不但要了解员工工作情绪，还要对员工由自身原因引起的情绪低落进行关注并体谅。

刘云是一家企业的老员工，对工作一直兢兢业业，但最近，他的表现却出乎意料的差，刘云从未对他人说过什么，只是一周以来，从未见他开心过。

在同事和主管的眼中，刘云是个性格很开朗的人，喜欢帮助别人，对工作也积极。现在的刘云似乎完全换了一个人。虽然刘云最近的表现很差，但主管并没有直接指责，而是找了一个机会与他闲谈。

随着两人的交谈，刘云说出了自己的事情，原来刘云的家中失火，虽然没有烧伤人，但损失却极为严重，说到为难之处，刘云苦笑道："我真没想到，意外会这样眷顾我，现在，我觉得自己的压力很大。"主管听了刘云的话，拍拍他的肩膀表示安慰。

三天后，主管交给刘云一个信封，信封里装了很多钱，刘云一时愣住了，主管对他说："你的情况我和经理说了，经理觉得员工的困难就是企业的困难，更何况你的表现一直都很优秀和稳定，所以，经理觉得由公司出一部分钱，帮助你解决后顾之忧。"

刘云一直认为，自己的表现会给主管及管理层带去负面的形象，令他没有想到的是，管理层能够从自己的角度，体谅自己的低落。这让刘云产生了一种士为知己者死的冲动。

刘云在得到公司的帮助后，觉得自己要回报公司，他用更努力的工作和更为优秀的业绩对公司如及时雨般的帮助做出了回应。

员工出现情绪低落有很多原因，但无论何种原因，管理者都要体谅和帮助他们走出情绪的困扰，只有这样，员工才能视企业为家，因为，只有家人才会在自己难过的时候站出来体谅和安慰自己。

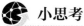 **小思考**

## 每个人都有需要体谅的时候

1. 无论多么优秀的员工，都只是普通人，是人就需要他人的扶持和体谅。

2. 不要对员工过于苛求，在其情绪低落时，要表现出家人般的关心。

3. 人与人之间的情感是互动的，管理者的体谅会让员工对企业更加归心。

# 批评员工讲方法

谈起批评，批评者和被批评者都感到为难，批评者难的是方法，被批评者感到难堪的是面子。那么，当批评不可避免发生时，作为批评者，如何才能让被批评者保留一定颜面的情况下，接受批评意见呢？这是每个企业管理者都应认真思考的问题。

作为企业的管理者，在批评下属时，要讲究方式方法，当正面批评起不到效果的时候，不妨试一下先甜后苦的批评方法。下面这个故事，可以给我们带来一些启示。

周若是一家上市公司的总经理，该公司有三千多名员工，管理层的人数也不少，有一次，公司的销售部门没有完成当月的任务，作为总经理的周若，只能找部门经理谈话。这样的谈话批评的成分是必然存在的。周若经过认真考虑后，与部门经理进行了面谈，这次谈话并不是在总经理办公室，而是会议室。周若对部门经理说："我知道，这个月你们很辛苦，还记得吗，你就是在这里一次又一次订下目标并完成的。当时你充满信心的样子，我一直都记得。"部门经理说："总经理，我知道了，我一定会努力的，请您相信我。"周若笑了，说："我当然相信你，好好努力吧。"部门经理坚定地点点头。

在这个故事中，总经理周若面对部门经理，并没有采取直接批评的方式，而是用先肯定他的成绩、再谈不足的方式，达到了批评的目的。如果周若一上来就批评对方，势必会让对方产生抵触情绪。即使对方表面上接受你的批评，也未必说明你已经达到了批评的目的。周若的方法既为对方保留了颜面，也达到了批评的目的。

作为企业管理者，在批评下属时，要先创造一个和谐的气氛，先给员工一点"甜头"，让他放松下来，然后再开始你的慷慨陈词，这样往往能收到比较好的效果。

赞美能让人谦虚，又能建立友善的气氛。在批评别人前，应先提及别人的优点，对他赞美一番，可使人感到轻松愉快，消除刺激和敌意，使后面的批评更易于被接受。

每个人都需要真诚的赞美，也需要善意的批评。赞美是鼓励，批评是督促；赞美如阳光，批评如雨露，二者缺一不可。所以，要想让对方接受你的批评，改正错误，就必须在批评前先给对方点"甜头"，然后再给他批评的"苦头"，这样才会让你的批评更有效。

作为现代企业管理者，要善于运用批评方法，让自己的批评更易被批评者接受，这才能使你的管理更加行之有效，更好地提高员工的士气，让他们在本职工作上越做越出色。

对于批评，每个人的心里都有抵触情绪，对不同的人我们要采取不同的批评方式，同时，更要注意批评的尺度。要做到适可而止。如果我们只是一味地批评，恨不得将对方批得体无完肤，这样的想法或做法本身就是错误的。甚至被批评方即使知道自己错了，也不想改正了，因为他的心里，会想，既然我已经如此不堪了，何必还要去改正呢。不如就这样下去吧，这样的结果，相信不是管理者想要的。

实际上，如果员工没有犯原则性的错误，作为管理者就没有必要非要分出个是非对错来，只要稍加提点或者是用某些事物对比、影射，也就是平常所说的"点"到为止，从而起到一定的警示作用即可。

作为企业的管理者，在批评员工时，批评的话最好不超过三四句，在这个范围内，既可以让员工知道自己的错误，又有利于员工以后改正错误。见好就收是批评的原则之一。试想一下，如果非要不停地批评，甚至让员工以后都在领导面前抬不起头，这样的结果不但不是领导想要的，同时，也是批评失败的见证。过犹不及，任何事情超过了一定的范围，都会向相反的方向发展，而这个发展结果却是我们最不想见到的。

一般来说，批评要适可而止，没有必要非置对方于死地。因为我们批评人的目的是救人，是帮助人。一个人犯了错误，我们对这个错误的某一点提醒一下就行了，若再翻来覆去地批评就没有必要了。作为管理者，不要总是抓着员工的一个错误反复批评，这样的做法不但让员工很反感，同时，还让员工觉得你这个管理者没有容人之量，对已经发生的事情而言，是没有任何作用的，反倒让自己的管理工作变得艰难起来。

管理者是企业的灵魂人物，一举一动都受到员工的关注，尤其是在员工犯错时，这种关注会比平时更加严重，正所谓说者无心，听者有意，对于不好的话，人们总是更容易放在心上，因此，作为管理者在批评员工时，要有同情心，要让员工明白，你的批评是对事不对人，目的很简单，只是为了帮他认识错误并改正。说话时，要用委婉和蔼的语气，不用过分刺激或让人听了刺耳的字眼。比如"你真是没用，这样的事情你都办不好"这样的语气相信没有人能够忍受。

对被批评者而言，说了一两句使员工明白即可，同时在批评时，要注意方法，不妨用一些婉转的方式来表达批评的意见。每个人都有自尊心，因此批评时一定要平等相待，绝不能以审判者自居，要给被批评者以亲近的感觉。

有一家新开的公司，作为这个公司成立的法人，吴晏对下属有着严格的要求，对他而言，下属的任何一点错误都要批评指正，这本来对下属的个人发展是极为有利的，但却因他批评的话太过，而让员工产生不满情绪。比如说，当一个员工迟到了，本来这样的事情只是因特殊原因偶尔发生，但他却总是拿出来说，并借此教育其他员工，这让这名曾经迟到的员工很是不满，觉得领导有意针对他。在以后的工作中，这名员工总是不断犯错，于是吴晏总是不断地批评他，说的话一次比一次严厉，同时，吴晏发现，下面的其他员工每天工作都不愉快，工作效率比起其他公司低很多，后来，一个朋友的话点醒了他，他的朋友说："每个人都需要尊重，即使犯了错，也希望领导能为其留些颜面。"吴晏这时才明白，他所做的有多错，于是在一次节日当中，吴晏和员工一起开了个晚会，在晚会中，吴晏首先肯定了这段时间以来大家的成绩，特别是那个经常犯错的员工，吴晏对他的才能进行了充分认可，并提出他之所以对大家严厉，是真的希望公司和公司的每个员工都有一个好的未来，吴晏的这次讲话，让大家看到了一个不一样的企业管理者，于是，每个员工在以后的工作中都尽可能地将工作做好，而吴晏也改正了以往的作风，对犯错的员工总是单独会见，且仅批评几句，更多的是提到工作本身。在这样的环境中，公司的员工与领导之间相处得十分和谐，公司也因此形成了良性的人才竞争环境，为公司扩大和发展打下了坚实的基础。

由此可见，作为企业管理者批评要适可而止，在批评过后，一定不忘立即补上一句安慰或鼓励的话语。这也是管理艺术的一个方向。要让员工明白，受批评是管理者"爱之深，责之切"的体现，有了这样的认识，被批评者才能努力改正错误，在今后的工作中发愤图强。

要知道，批评的目的是搞清问题，而不是搞臭下级。而且恰当的批评语言，还牵涉一个管理者的心胸和修养问题，所以企业管理者绝不能以审判官自居，恶语相向，不分轻重，对员工进行批评要做到适可而止。至于程度，企业管理者就要根据员工的接受能力，进行适时调整和对待。

 **小思考**

## 批评的艺术特质

1. 任何批评都要讲究方法，没有方法的批评只会换来反抗。

2. 用伤害他人自尊的方式去批评，会让批评带有极强的攻击性，批评的效果会适得其反。

3. 有些批评的话要婉转地表达，直来直去看似坦率，却会让员工误会，加深员工与管理者间的矛盾。

# 沟通方式不同结果也不同

在日常生活和工作中，每个人讲话的方式都不一样，有的人比较急躁，有的人则比较稳健，不同的说话方式，给人带来的感觉也不同。企业管理者要想在员工的心中树立起一个高大的形象，就要注重自己的说话方式，无论何时何地，都要注意自己的身份，要有一种临危不乱的大将风范。因此，管理者在讲话时，要尽可能地心平气和，只有这样，才能真正体现企业管理者自身的修养。

作为企业的管理者，在处理问题或做报告时，要尽量心平气和，用平稳的语气对待已经发生的问题，在心平气和中彰显自己的气度和自信。

有这样一个企业领导者，做什么事都有些急躁，恨不得什么事交代下去，马上就能得到结果。有一次，他向下面的员工交代一项任务，由于员工还很年轻，处理这样的事情没有多少经验，结果走了弯路，最后虽然任务完成了，但时间却浪费了。于是这位领导大发雷霆，指责员工办事不力，这位员工感到委屈的同时，心中对领导交代的任务产生畏惧。于是，在今后的工作中，这名员工总是喜欢站在人群的后面，本着能不做就不做的消极态度，虽然他也知道这种做法是不可取的，但领导的态度还是让他坚持了自己的选择。

其实，这位管理者是在用无情的斥责来达到教育的目的。他这种处理问题的方法，给员工带来了消极的影响。在处理这样的问题时，企业管理者完全可以用心平气和的方式来达到目的，如可以用单独接见的方式，来告诉员工面对这样的任务，用怎样的方法进行处理会更省时省力，这样不但让员工有了学习的经历，同时，也极大程度地调动了员工参与企业发展的积极性，让员工在自信的环境下，完成更有难度的任务。

中国有句话叫"有理不在声高"，一个人讲话的分量与他的声音高度是不成比例的。企业管理者无论做什么事情，都有一定的目的，为了达到这个目的，很多人费尽心机，为了引起别人的注意，提高音量的现象也是存在的。

细想一下，企业内部的会议或报告对于参加工作多年的员工而言，早已不是新鲜的事情，千篇一律的开场白、毫无新意的讲话内容，往往让下面的员工有一种重复的烦躁感。在这样的情况下，用提高音量来达到目的，效果不会明显。

我们往往有这样的体验，在与人吵架时，我们会不自觉地提高音量，来达到压制对方的目的，但开会、做报告与吵架不同，它是以传达和激励为主，不需要压制什么人。心平气和的态度，不但会让与会员工看到企业管理者的素质，更能体现企业管理者平易近人的一面。

近些年来，不断有国外政治或商业精英来到中国，走进中国各大学的讲堂，发表激情洋溢的演讲，让中国的学子们领导略到了各种演讲风格，但这样的演讲都有一个共同特点，那就是演讲者往往注重自身的演讲方式，用多样的表述来达到引起听众共鸣的目的。提高音量，从来都是下下策，在我国的兵法中，也有攻心为上，攻城为下的策略，演讲或做报告也是如此，要想调动听众的积极性，就要运用良好的口才，合理有效的说话方式，让听众从内心深处被你的演讲或报告内容所吸引，让他们随着你的节奏而发生情绪变化，这是简单的提高音量所无法比拟的。

作为企业管理者要注重自己的说话方式，心平气和地对待在工作中遇到的任何问题，遇事不惊，是身为企业管理者必备的素质之一，这种素质可以让企业管理者在遇到重大问题时妥善及时地进行处理，这对树立管理者威信、带领员工向更好的未来发展起到至关重要的作用。

管理者的心平气和会让员工说出藏在内心的话，而这些话才是员工真正想说的话，真正的沟通需要在思想上平等，否则，沟通的效果就是一个人只讲，另一个人只听，但最终两个人还是按照自己的想法去工作和生活。

让我们感到欣喜的是，近年来，越来越多的管理者注意到了心平气和这种说话方式对员工的影响，在讲话时，开始用多姿多彩的语言来达到讲话的最终目的。这样的转变，不但让听者动容，更让管理者在讲话方式上有了新的认识和思考，让其讲话有了更多更深的内涵。

 **小思考**

### 心平气和对员工心理的影响

1. 心平气和是一种心境，有了这样的心境，员工才不会受外部环境的影响。

2. 管理者的心平气和可以消除员工的紧张，听到更多真实的声音。

3. 有理不在声高，管理者在面对员工时，要用温和的声音去解决一些事情。

## 创造和谐的工作环境

和谐是一种环境，在这样的环境下，企业才能得到更好的发展，这是每个企业管理者思想意识里的共识，也是企业管理者努力营造的一种气氛，这种气氛可以形象地称之为"大家庭"。

试想一下，家庭的环境是怎样的呢？首先是互相关爱，互相帮助。其次，彼此间有着很深的感情，任何事情都可以摆到桌面上来说。最后，大家都有一个共同的目标，那就是将这个家发展得更好。

作为企业也是如此，只有目标一致，员工才会有相同的努力方向。而家庭环境的营造可以让员工更有归属感，从而在内心深处为企业的发展尽心尽力。

通用电气前总裁斯通，就认识到了家庭环境对企业发展的影响。在努力培养员工的"大家庭感情"的企业文化过程中，斯通身体力行，让员工爱厂如家，在这种文化的影响下，员工进入到了公司领导的办公室反映情况，对于员工来访负责人都会进行妥善处理。

　　在中国也有这样的成功例子，香港新鸿基证券有限公司就是这方面的代表。"新鸿基"之所以能创造出世界证券业少有的佳绩，主要得益于冯景禧的"大家庭"式的经营管理哲学。

　　为了实施"大家庭"式的经营哲学，冯景禧在管理方式上，十分重视人的作用，强调发挥人的创造性。他曾声明：服务行业的资产就要靠管理，而管理是靠人去实行的。在用人方面，他将东西方的优点相结合，创造出属于自己的管理模式。他在实施公司的决策时俨然像一位"铁血将军"，而在体谅下属时又俨然是一个宽厚的长者。

　　这种人性化的管理让他的公司在充满活力的同时，也加入了更多的情感因素。在面对员工辞职时，他首先会问员工是否有亏待过他的地方，如有便道歉并改正，与其他企业不同，他会尽量留住每一个员工。在他看来，培养一个人才是很难的。这种"大家庭"式的管理，在很大程度上避免了员工"身在曹营心在汉"的情况，让他们全身心地投入到企业建设和发展当中，增加了他们自身的责任感。这种管理方式对企业和员工而言都做到了情理合一，创造了一种难得的和谐气氛。

　　作为企业管理者在营造大家庭环境时，要注意对公司规章制度的细化，要做到原则与感情相结合，就算是大家庭也不是完全自由的，不是每个人想做什么就做什么的。如果作为企业的领导者，只是一味地看重情感管理，而忽略了科学化，这样做的后果是很严重的，有可能让企业陷入一团乱的危机当中而无法自拔。

　　企业营造大家庭的环境，并不是让企业管理者放弃科学管理，而是科学与情感相结合，目的在于提高员工的归属感和责任感，调动他们自身的积极性，让他们将努力工作变成一种自觉的行为，就像经营他的家一样。在营造这种环境时，身为管理者要以身作则，不能做表面文章，当下属员工发生事情时，管理者如果视而不见，那么这种大家庭的谎言很快就会被戳破，这时，会比没有营造大家庭前造成的矛盾更大，会让员工离心，为领导个人的权威和企业管理设置无形的障碍。我们常说明枪易躲，暗箭难防，一旦员工不再相信管理者，那么管理者的命令必然会大打折扣，这时，给企业带来的危害是无法估量的。

和谐的关系是每个企业管理者努力的方向，它可以构建一个真正的温暖之家，同时，还可以有效地调动所有人的积极性，避免企业内部的"内耗"，消除公司内部的矛盾，达到推动企业发展的最终目的。

作为企业管理者，要在企业内部营造"大家庭"式的管理环境，这种环境不但能让员工感到舒心，还能让企业的管理变得简单起来。企业的管理者就如战场上的将军，只有爱护战士像爱护自己的孩子一样，才能得到战士的心，从而在指挥上达到上下一致，顺利取得战争的胜利。

在无情的市场竞争中，企业管理者要让员工做到信任自己，才能带领企业走向辉煌，而这种信任，绝不是一两句话能够办到的，而是长时间互相帮助、了解的结果。中国有句话："路遥知马力，日久见人心。"因此，企业的管理者不但要营造大家庭环境，还要从自我做起，让员工看到你的真诚，只有这样，这种环境才能深入人心，让每个员工都将企业看作是自己的家，从而努力工作，用心经营。

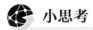 **小思考**

## 家庭式的企业关怀

1. 现在的企业更注重员工的感受，人性化已经不再是企业的一种口号，而是让员工归心的一种方法。

2. 对员工而言，家庭是最温暖的存在，企业的家庭气氛会减少员工的工作压力，强化员工的前进动力。

# 变革要让员工清楚进程

每个人在成长过程中，都会进行多次的自我纠正，这种纠正主要集中在思想和认知上面。一个企业的发展也同样如此，当企业发展到一定程度的时候，变革就是企业拓展的决定性因素。

有这样一家企业。在企业成立之初，所有的管理者之间都有一定的亲戚关系，这种关系在最初阶段的确提高了执行效率，所有的事情都由总经理决定，一旦决定了，所有的人都会依据这个决定做具体的工作。

但随着企业的发展，生产规模不断扩大，各个部门开始相对完善起来，于是权利集中的部门又成了总经理亲戚间的战场，这种混乱让这位总经理了解了家族企业的弊端，提出了新的变革方案。

第一，所有的家族成员实行考核上岗制，有能力的留下，没有能力的离开企业。

第二，空缺的岗位采用招聘的方式，以能力作为竞争岗位的唯一标准。

第三，建立员工的晋升通道，让每一位有才能的员工都获得公平的待遇。

这三条方案一经推出，总经理以身作则，先是让自己的妻子主动离岗，接着让自己的大哥也离开了岗位。总经理的妻子对此很支持，但他的大哥却有怨言，认为总经理过河拆桥。总经理其他的亲戚对此也极为不满，甚至留下来的也认为总经理的处理方式太过无情。

这位总经理是从企业发展的角度进行变革，然而却因没有处理好其中的细节工作，以至于落下一个坏的名声。因此，变革的第一步，就是思想。

当一个企业要进行变革时，首先要让全体员工有充分的思想准备。比如，管理者可先将企业的蓝图摆放在员工的面前，让他们看到未来企业的各个方面，让其产生一些美好的憧憬，接着将企业的困难告诉员工，让员工明白，如果企业不变革，不但展现在面前的蓝图无法实现，能否继续生存都是一个问题，指出变革的重要性，用这样一种方式为接下来的变革打下思想基础。

第二步，在变革过程中，要雷厉风行。任何变革都会触动一部分人的利益，在中国历史上，变革失败的原因多与一些人的利益有关。

中国历史上著名的王安石变法，其失败原因，就是改革的最主要支持者宋神宗在关键时刻产生了动摇，再加之没有进行必要的宣传，以致在变法的过程中无法吸引到优秀的人才。同时，政策执行不力，如青苗法、免役法之实行，与理想相去悬绝。

企业的变革也是一场斗争，其中涉及的人与事并不在少数，因此，管理者的坚定立场和处理方式将会决定变革的成败。

最后一步，当变革完成后，管理者一方面要安抚员工，另一方面要平息外议。

某企业为了生存的需求，决定在企业内部进行变革，精简机构。内部部门的减少，就意味着裁员的开始。这个变革一推出，企业的员工便人心惶惶，各种各样的猜测随之而来，企业虽然推出了变革的大致方案，但具体精简哪些部门一直没有落实下来，其原因就在于，各部门的经理都极力保留自己的部门，都认为自己的部门为企业创造了利润。高层争执不下，员工的人心也开始涣散，结果，当具体的方案推出后，被裁掉的员工因为得到了补偿，反而心中轻松了一些，因为，终于不用再过提心吊胆的日子了，而留下来的员工被重新分配，有些人到了新的岗位，各种不适应便出现了，管理层对于表现差的员工并没有体谅，反而给黄牌警告，无形中又增加了员工的压力。对此，留下来的员工感到很委屈，认为既然企业将他们留下来，就是认可他们的工作能力，任何一个职位都需要适应，但管理者却当他们是神，无论什么样的工作都要做到第一分钟适应，第二分钟成精英。

当企业变革完成后，变革留下来的后遗症是十分严重的，如果管理者没有妥善地处理，将会提升员工对企业的不满指数，让企业员工与管理层之间产生隔阂。

企业的变革是企业求生存求发展的结果，事先的宣传、事中的闪电执行以及事后的安抚工作缺一不可，少了任何一个环节，都会为变革留下尾巴，对企业造成影响。

 **小思考**

## 企业变革对员工的心理创伤

1. 企业变革需要全体员工的适应，这个过程会让很多员工产生迷茫感。

2. 企业变革后，员工的心理会产生震荡，比如，感受到更多的压力等，这些变化就是员工的心理创伤，这些创伤会为员工的工作带去困扰。

# 第二节
# 架起员工心理诉求桥梁

## 表扬与批评恰到好处

在现代生活和工作中，赞扬和批评显示出其独特的地位。表扬与批评恰到好处的运用，能提高员工的积极性，同时，激发出其自身所具的潜力。赞扬，每个人都爱听，但批评就并非如此了。对于批评很多人的第一反应就是不满，这是人的正常心理，但做错事就要接受批评，这也是正常的。

作为企业的管理者，批评别人要把握时机，当一个人犯错时，要及时进行批评，不能事情过了几天，领导才发现不对，然后叫到办公室来进行指责，这样的做法是不对的，如果没有及时发现员工的错误，而又要他进行改正，就要换一种方式，比如，将员工叫到办公室告诉他工作应注意哪些问题，当错误出现后，要怎样及时进行补救。这样的做法不但可以挽回员工的面子，还可以让他对号入座，找出自己工作的失误所在。可谓一箭双雕，作为企业管理者何乐而不为呢。

对员工进行批评的方法有很多，但要掌握好时机，有时，不用言语也能达到批评的目的，只要企业管理者能够将时机牢牢掌控。

有一家从事玩具生意的公司，一直以来，生意很好，有很多订单，每个员工都十分繁忙，对于办公室的一些事情也很少有人注意。

有一天，正在下雨，温度较低，员工们一边忙自己的事情，一边打着冷战，却没有一个人主动去把打开的窗户关上，这时，经理从办公室里走出来，看到了那扇开着的窗户。他走上前，关上窗户，没有说话，转身又回到了自己的办公室，员工们面面相觑，于是有人站起来，将那个还在开着的门关上了。

这位经理并没有说话，也没有用言语批评任何人，但却留下了那扇门，而这时的员工通过经理的行为，认识到了自己的错误，主动改正。在这一过程中没有一个人说话，但无声却胜过了任何言语。经理也通过自己的行为，达到了批评教育的目的。

对于企业管理者而言，批评是一种手段，但绝不是最终目的，这个道理，不但企业管理者自己明白，还要让下面的员工明白，同时，作为企业管理者要善于把握时机，进行批评教育。

有这样一家美国企业，受金融危机影响，几个月来业绩不佳，工作人员也没有了以往那种敢于拼搏的劲头，于是万般无奈下，经理召开了一次员工大会，会上他认真听取了员工的困难，但却没有发表自己的看法。只是让员工休息一下，同时，命人叫进了那个在公司外面擦鞋的鞋童，这个鞋童年龄不大，看上去只有十二岁左右，只见他微笑着拿出擦鞋的工具，为这位经理擦鞋，在这个过程中，经理与他进行了闲谈，说："你来之前，那个擦鞋的人去哪里了？"男孩没有停下手头的工作，说道："他不做了。""为什么？"经理问道。男孩说："他说不赚钱。""那么你呢？"男孩笑着说："我不那样认为，我每个月除了给妈妈钱，还能存一部分，等我长大了，我就有足够的钱做别的事情。"男孩自始至终保持微笑，擦完鞋后，经理给了男孩劳务费，同时额外给了小费，男孩道谢后，便出去了。

经理看着下面的员工，说道："一个人只要有良好的心态，就没有做不到的事情，因为在他的眼中未来是无限可能的。"员工们听完这句话后，若有所思。在以后的工作中，员工们的积极性再次高涨，

· 167 ·

完成了很多在一些人看来没有办法完成的目标。

这位聪明的经理，通过和小鞋童的一次谈话，及时、准确地把握好了批评时机，虽然没有严厉的言语，但却唤起了员工内心深处的尊严和自信，达到了批评教育的目的。

在现代企业管理中，企业管理者要注意运用批评时掌握好时机，毕竟，没有任何人喜欢被别人指责。反之，时机不当，则无法达到批评的最终目的，还会让员工从内心深处产生抵触情绪。

 小思考

## 时机与批评的关系

1. 管理者批评员工，目的是为了让其进步，但如果时机不合适，结果就会向相反的方向发展。

2. 时机有时是可以创造的，适当的用影射的含蓄方式，更有利于员工接受批评并改正。

## 批评理由要充分

事实是一切判断的基础，弄清事实是正确批评的基础。有些管理者一时激动就不分青红皂白对下属进行批评，而忽略了对客观事件本身进行全方位的调查。

我们常常说，批评别人要摆事实，讲道理。但实际上，很多人在批评他人时常常是过于重视讲道理而忽视了摆事实。其实，批评他人无须迂回曲折、绕山绕水地暗示一番，只要能巧妙地用事实轻轻一点，就能达到效果。

有这样一个管理者，他说话总是喜欢绕来绕去，一次，一个员工犯了错误，他把这名员工叫到办公室，说："你知道，我为什么叫你来吗?"员工摇头,于是这位管理者又说道:"你犯了什么错,你不会不知道吧。"员工看着管理者再次摇头,这回管理者再也忍不住了,说:"我交给你的工作任务,你到现在还没有完成。你怎么解释?"这回,员工终于承认自己因为一些私事而耽误了工作。

其实,这位管理者是想用迂回的暗示法将自己的批评信息传递给员工,让员工接受批评,向自己道歉,但员工并不愿意接受。因此他才更加恼火,最后直截了当地将员工因私废公的事实说出来,员工才接受了批评。

在现实生活中,我们可能常常会遇到这种情况。但是,面对这样的情况,有时迂回地暗示可能并不能起到有效的作用,如果直截了当地提出批评意见,摆事实,讲道理,会更令对方醒悟。否则,对方并不能领会你的批评意见;即使领会了,也可能会故意装糊涂,有时还会引起对方的误解,产生新的矛盾。

小李是一个新部门的经理,他下面的员工多是新员工,在这样一种情况下,管理便十分麻烦。有一次,一名新员工犯了错,但小李认为,新员工犯错在所难免,于是他让老员工重新将新员工的任务做一遍,他的本意是想让新员工在这个过程中进行学习,没想到新员工却误解了经理的意思,认为经理不信任自己,连改正的机会都不给自己。小李的做法,不但没让这名新员工充分认识自己的错误,还产生了误解,致使以后的沟通变得更加困难。

世界上的事情往往如此,捷径总是最短的路,最有效的办法常常是最简单、最基本的方法。其实,有时候直接将对方的缺点、错误指出来,反而是避免伤人自尊心、避免双方误会、避免使人产生逆反心理的最好方法,往往能达到批评者预期的效果。

作为企业管理者在批评下属时,要对下属讲事实,不要威胁下属,否则容易让下属产生"仗势欺人"的感觉,造成管理者与下属的对立。

这种对立会极大地损伤部门内部的团结和合作。如果下属感觉到自己的尊严和人格受到了侮辱，很难想象他会全心全意地为公司工作。

如果在批评下属时，下属有抵触情绪，在批评后的几天之内，管理者应该找下属再谈谈心，消除下属可能产生的误解；如果批评后，下属还没有改正错误，要认真地分析他继续犯错的原因，而不应盲目地再次批评。

批评一个人，事实是很重要的，这是让他承认错误的依据，如果企业管理者在批评下属时，只是一味地讲道理，而忽略客观事实，是无法真正让下属心服的。只有将你所知道的事实摆在他面前，他才会在心理上面引起警觉，这时的批评才能真正有效。作为企业管理者，在批评下属时，要考虑下属的一些实际情况，在批评时给出好的解决方案。理和情两者的有效融合，才能让下属真正认识错误，改正错误。

实际上，沟通是解决问题的最佳方法。大多数的错误不是由下属主观引起的，可能是多种因素的综合结果。当管理者在批评下属时，也要认真地反省自己应该承担的责任。这是一个负责的领导应做的事情。下属没有做好工作，与领导的交代是否清楚，是否将合适的任务交给了合适的人都有一定关系，如果身为企业管理者不知道自我反省，而是不断地指责批评别人，那相同的错误还是不会断，企业管理者在批评别人时，也要看到自身不足，共同改正，才能让犯错的概率降低，从而提高管理效率。

 **小思考**

## 没有调查就没有发言权的心理

1. 无论怎样的批评方式都会为员工带去一些负面的情绪，特别是没有事实的批评，更会让员工感觉自己被针对。

2. 批评前的事实是一个依据，这个依据可以让员工对批评更加信服，从而达到想要的结果。

3. 任何不依据事实的批评，都会让员工口服心不服，在内心当中产生抵触情绪。

# 与新员工沟通方式

新员工在进入企业后，会被陌生的环境和人事所困扰，这时的心理安全指数是最低的，身为管理者在此时要发挥出自己的作用，主动与新员工进行沟通和交流。

企业管理者如果在沟通中很严肃，那么，员工有任何的真心话都不会说出口，反而是闲谈的方式更能让新员工敞开心扉。

闲谈能够带来什么？很多人在看到这个问题时，会从心里觉得这个问题有些幼稚，但事实上，沟通都是从闲谈开始的，这是引起话题的一个方式。心理学家通过研究发现，每个人都存在着逆反心理，对外来的强制性信息有着本能的排斥。而闲谈可以打消这种不信任的心理，在轻松自在中获得想要的信息。

在人际关系中，语言的交流和沟通占主要部分，人们通过日常的交流来交换信息，这也是了解他人的主要途径。作为企业的领导者，是否善于与内部成员交流感情，沟通想法，是领导能力的体现之一。我们谈到沟通时，就会联想到开会、座谈、学习文件等，但是常常会忽略一个很细微却很有效的方式——闲谈。

之所以称之为闲谈，是因为这种谈话不涉及压力，不会给任何人造成困扰，而是以交流情感、增进了解为主要目的，在这种环境下，人们的精神处在放松状态。闲谈的平和气氛，可以更容易接收外来的信息。

在中外一些优秀的企业当中，管理者特意为员工创造这种闲谈的气氛，尤其是新员工，在这种气氛下，出现了不少好的点子。比如，奥田作为丰田公司第一位非丰田家族成员的总裁，在他任职期间，他有1/3的时间在丰田城里度过，在平时的时候，他总是喜欢与公司里的多名工程师聊天，聊最近的工作，聊生活上的困难。另外1/3的时间用来走访5000名经销商，和他们聊业务，听取他们的意见。而一些好点子就在闲谈中应运而生。也许有些人感到不可思议，但却是不争的事实。

对人们而言，过重的心理压力会让整个人处在崩溃的边缘。美国的迪士尼制片公司的负责人看到了这一点，采用佩戴没有职称的标牌的方式，在企业内部营造一种轻松的工作环境，这种方式类似于平时的闲谈，来为职工减压。

在日常生活中，闲谈被用来代表情绪，对不屑闲谈的管理者，在员工的心中会留下"难接近""假清高"之类的名头。这些话虽然只是一种描述，但却从侧面反映出人们对不善于情感表达之人的一种不满。情感沟通在每个人的人生当中，都是不可或缺的，闲谈可以谈一些没有营养的话题，比如，天气、各种游戏等，也可以谈一些实事之类的有一些层次的话题。在这些闲谈中，你可以看到一个人的品质，一个人的一些处事方法等。

对于喜爱工作的管理者而言，在与新员工谈工作时，换一种方法，比如在一间咖啡厅，两个人各点一杯咖啡，从对咖啡的喜好渐渐谈到工作，当闲谈的气氛已形成时，任何话题都只是谈话的内容，而不存在任何压力，更何况在非工作环境下，领导也可以是朋友，朋友间发表一些见解并没有什么大不了的。社会心理学家调查证明，对强人、能人所表现出来的亲切随和，人们格外感兴趣。我们的领导者何不用这种兴趣，来了解更多你想知道的信息呢？

美国前总统里根很爱开玩笑，没有任何架子。一次有记者夸奖他的新西服很漂亮，里根说："不是新的，已经买了四年了。"回到白宫，里根又打电话给记者："我纠正一下，刚才记错了，不是四年，是五年。"他并不觉得为这样的琐事打电话有什么不好，而很多人却从这样的琐事和闲谈中，感觉里根很随和，容易接近。这种随意随和也是领导风度的一种展现。

在社交场合，人们都是从随意闲谈开始的，作为企业的管理者如果认为闲谈只是浪费时间的行为，那么，他是永远无法走进别人的内心世界的，而这种隔阂在特定的时间显露出来的时候，后果将是无法估计的。

闲谈可以让管理者更好地了解新员工的工作状态和态度。了解一个人并不是听他认真地说出什么，而是需要从闲谈当中找到线索。比如，有的新员工在闲谈时，会说到自己的一些喜好，有的喜欢看喜剧，那说明这个人很乐观；而有的员工却喜欢听抒情的音乐，说明这个人感情很细腻，很敏感。有些时候，员工的一些喜好代表着他性格的一方面特质，当然，只从闲谈的内容中判断一个人有些武断。为了更好地验证自己的想法，管理者可以通过对员工工作的观察来加以确认。

新员工是企业的活力之源，有了他们的加入，企业的大家庭成员才能越来越多，了解家庭成员也是企业管理者的工作任务之一。

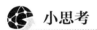 **小思考**

### 倾听新员工的心理

1. 当员工进入到一个新的环境当中时，会产生恐惧、不安的心理。这些心理让新员工与同事和管理者间产生了隔阂。

2. 管理者要对新员工投入更多一分的关心，只有这样，才能帮助员工度过适应期，以更好的状态迎接新的工作内容和挑战。

## 倾听是一种尊重

在谈话中，倾听是一种尊重，同时也是掌握谈话主动权的重要因素，作为企业的领导，学习倾听，对企业内部的管理是十分有效的。企业管理者不但要在工作方面有杰出的才能，还要在人际交往方面深得其道。

当企业管理者面对下属提出的一些建议时，如果当场表示赞扬，这种做法不但可以让下属增强对企业的责任感，还能让他们看到企业管理者的广阔心胸，即便下属的建议并不合理，也可以进行表达和鼓励。

一个企业的管理者如果不重视倾听，会失去很多凝聚人心的机会，还会造成企业言路堵塞，一旦发生危机，不擅言谈的员工将不能给企业的发展提出建设性意见。一个公司有着包容建议的风气，是很重要的事。

有些时候，员工的意见在企业管理者看来也许很幼稚，但却是真诚的、发自内心的。作为领导要认真听取，在员工诉说的过程中，要注意自己的态度，不要将一些不耐烦等负面情绪带入其中，这样不但会打击员工的自信，同时会给员工留下无容人之量的印象。而对于那些对公司发展有利的意见，作为企业管理者要鼓励下属，让下属明白自己的真正价值。

有两位经理，在能力方面不相上下，但是其中一位部属，看起来工作精神非常充沛，业绩的成长也很迅速。另一位部属，看起来无精打采，业绩也没什么进展。像这种情形，可以说处处可见。为什么同样有才干又热心工作的人，其成长却有那么明显的差距呢？追根究底是"能不能听从部属意见"。平常善于听从部属意见的干部，其部属一定成长得快；至于不善于听从部属意见的干部，其部属一定成长得慢。这种倾向是很明显的。

倾听，对企业管理者而言是极其重要的，有的时候听比说更易获得他人信任。作为企业管理者要有大海的心胸，容纳各种各样的人才，对于不同的声音，作为企业管理者更要认真聆听。

一般来说，企业管理者的工作经验很丰富，在专业方面有着自己的深刻见解，在这种情况下，下属的意见在企业管理者的眼中是不成熟的。但集体的智慧与个人智慧比较起来更具优势。其实，无论何种企业，都是将资源进行合理运用的结果，而员工就是其中一项重要的资源，无论多么先进的科技，都无法代替人脑，因为人会根据当时的情况进行审时度势，改变原有策略，从而达到目的。倾听员工的建议就是将员工的智慧充分调动和发挥出来。这样不仅能让下属更加积极地工作，同时，有些意见有可能是领导当时没有考虑到的，如果融入计划当中，有可能会取得更好的效果。

作为企业管理者，不可能什么事情都一手抓，培养人才是企业发展必不可少的。21世纪本就是人才的世纪，有了人才才能让企业拥有未来。而善于倾听下属意见的管理者在这方面有着其他管理者无可比拟的优势。在倾听的过程中，企业管理者可以从一个侧面来了解这是一个怎样的人。如果他的意见真的很有自己的见解，能为企业的发展提供参考，至少说明，他在工作方面是认真而有心的，经过培养，有可能成为一个不错的管理人员；如果一个人的意见只是盯着一些琐碎的事情，这说明，这个人没有长远的目光，只是一个安于现状之人，如果任用这样的人作领导，公司是没有任何发展前途的。

当企业管理者有求于部下时，千万不能以命令口吻，否则下属顶多只是做到服从、称职而已。这虽然也是一种工作态度，但独立自主的目标却很难达到。当然，由于职务的不同，很多工作在形式上，不得不采取命令方式推动。同样是"你去做这件事"一句话，由于语调的不同，给人的感受就有很大的差别，对于管理者的谦虚，敏感的下属不会浑然不觉。

"良药苦口利于病，忠言逆耳利于行"，好的药，虽然是苦的，但利于身体的健康，同样的道理，善意的、真诚的、正确的、有价值的"忠言逆耳"，虽然听起来是刺耳的、不舒服的、难受的，但对管理者的工作却是有利的、必不可少的，这样的话，能够帮助管理者改善工作、提高管理水平、提高组织效率。

倾听对企业管理者而言是百利而无一害的，不同的声音，有着不同的角度，同时，企业管理者要注意倾听时自身的态度，只有认真诚恳，才能让下属的声音更多的进行传递。用心分析这些不同的声音，将有用的意见付诸实践，从而在企业内部形成领导与员工互动的良性循环。

倾听，是一门综合的管理艺术。通过倾听，不仅能考验一个人的沟通和交际能力，也能看出一个人的思想视野和知识渊博程度，还能衡量一个人待人处事的方式方法。因此，若要成为一个好的倾听者，需要全方位的素质的修炼。

在生活和工作当中，一个冷静的倾听者无疑是受欢迎的，并且他会在相对沉默中看出很多问题，智者很少有长篇大论的，那是因为他们将时间用在思考上面了。他们所说的每一句话，都是智慧的结晶，让人听后发出感慨：原来这样的想法，我也有过，只是没有总结的这样细致而深入人心罢了。

 **小思考**

### 倾听员工的心声的作用

1. 企业的员工面临着巨大的压力，与管理者间的沟通变得十分困难，这时，管理者要学会倾听，了解员工的真实想法。

2. 多数管理者面对员工的过程中，扮演着说的角色，目的是促进员工更好地工作。但员工也有需求，如果管理者只说不听，就会忽视员工的需求，从而造成沟通上的困难。

# 化解矛盾和冲突

在企业的经营管理中，矛盾和冲突是多方面的，在处理当中，不同的矛盾处理的方式不同，所采取的语言风格也有所不同。我们都知道，每个人在社会上的位置都不是一成不变的。比如，一个中层的管理干部，在内部，下面有员工，中间有平级的同事，上面有直属管理者；在外部，与他相交的既有社会的精英，也有处在各层的管理者，甚至普通员工。在这样复杂的人际关系当中，矛盾和冲突是必然存在的，当面对不同的冲突时，我们要如何处理呢？

人际关系就犹如一条长长的河，总在河边走的人，不经意间就会湿了鞋子，那么，你是不是怕湿鞋就放弃这条河呢？答案显然是否定的。人在社会中是不能独立存在的，世外桃源的生活是每个人都向往的，但那样的生活却只能成为心中永远的梦。在复杂的人际关系中，矛盾的存在有时可以让我们看到管理方面的欠缺。从这个方面来讲，矛盾也是有着积极的一面的。

员工的管理是管理工作的重中之重,当员工对企业产生不满时,很多管理者都认为这是自然现象,很少有人主动关心,只要事情不闹大,就会睁一只眼,闭一只眼。其实,矛盾的存在是不可避免的,但关键在于管理者如何处理,是放任自流,还是主动关心,加以解决。要知道,不同的处理方式会带来不同的结果,放任自流,只有两个结果,不是将事情扩大,就是让不满隐藏在心里不爆发。

而这两个结果都会为企业带来影响,而主动关心则可以让员工感到被关注,同时,也能将自己内心深处的东西与你分享,对你产生信任。这样的比较,让我们得出一个结论,在发现矛盾时,主动解决,更有利于管理工作的开展。

当我们与平级的其他部门的管理者发生矛盾时,最好的解决办法就是沟通。作为管理者一旦将事情闹大,不但会对下面的员工产生影响,还会让上面的管理者对你产生不好的印象。

企业当中的人都知道,管理者的印象是你升迁的重要因素,我们必须在管理者面前保持一种处变不惊、能力非凡的形象。这是为人处世的基本原则之一。那么,当我们与平级的管理者发生矛盾时,该如何解决呢?其实最好的办法就是私下将问题谈开,毕竟是同事,彼此间还要进行合作,矛盾激化对彼此都不是好事。同样身为管理者,他与你同样明白这个道理,在这一原则下,还有什么事情是不能解决的呢。

作为管理者,当你与你的直属管理者发生矛盾时,最好的办法,是你先主动去谈,这样既表示了你想解决问题的积极一面,又让对方感觉你是个坦率的人。其实下属与管理者发生矛盾是可以理解的,毕竟双方考虑事情的出发点不同,所考虑的方面也不同,如果是作为部门管理者,只会考虑本部门的利益和工作安排,而作为大管理者,就要将整个公司的利益进行平衡,天平不能倾向任何一面,要尽量保持平衡状态,这是作为管理者的一种艺术。

当管理者的决定与自己相冲突时,不妨去主动了解管理者这样做的原因,然后换位思考,如果觉得还是不能理解,就要找管理者当面解决。你若将不解藏在心里，那么又如何让下面的员工有所了解呢？他们的心中是否也会有这样的心结，这个心结不打开，最终还是本部门的业绩受到影响，而你在管理者心中的位置也会随着下降的业绩而呈下降趋势。

在社会中我们与人交往，要本着真诚的原则，能够在人际关系中长袖善舞的人都不是简单的角色，不要低估任何一个你所交往的人，当与他们发生矛盾时，不要想用一些欺骗方法蒙混过关，这是不现实的。我们在面对矛盾时，要有直面的精神，处理时，不卑不亢，表现出应有的气节和真诚。

在生活和工作中，矛盾的存在是必然的，对不同的矛盾，要有不同的处理方法，同时，在处理过程中，要关注他人的感受，只有情与理相结合，注意方法和态度，才能真正化解矛盾，消除彼此的心结，让各种情感随着矛盾的解决而更加坚不可破。

面子问题是中国几千年来一直存在的问题，这个问题是一切的根源，也是人尊严的体现，直到现在，也没有一个标准的答案，或许每个人心中对面子都有一个衡量的标准，但值得一提的是，中国人对面子有着非比寻常的执着，因此，在处理矛盾时，我们要兼顾多方的面子。

当员工与员工之间产生矛盾时，双方都会觉得自己有道理，这时，管理者在处理时，不要轻易说一方的错，要先听原因，同时，要给双方同等的解释机会，只有这样，才能在处理时真正做到公平公正。管理者在处理时，要先安抚双方的情绪，在激动的情况下，你的任何话都是不起作用的。当确定一方有错时，也要照顾双方的面子，做到不在第三者面前批评他人，有什么问题管理者要单独指出，不能轻易伤害别人的面子。

作为管理者，要了解员工内心的矛盾和冲突，面对员工的"诉苦"，要有足够的耐心，了解事情的起因和现阶段的发展情况，赵雪是从新的岗位调过来的，对这方面的工作很不熟悉，而最让她苦恼的是，这个部门的主管与她有矛盾，在这样一种情况下，她的内心很不安，于是只好找高层管理者去请求调工作，当高层管理者真正了解后，告诉她："放心吧，你的主管说你很有才能，只要努力，就可以胜任工作，他很看好你。"

简单的一句话，赵雪就知道主管根本没将彼此间的矛盾放在心上，一颗悬着的心终于放下了。这位管理者通过一句话化解了一名员工的苦恼，照顾了员工和她的上级管理者双方的面子。所以有的时候，一个明智的人在中间，更有利于化解矛盾。

中国人对面子十分看重，为了面子可以做出很多荒唐，甚至是不可理解的事情来。在这种情况下，如果管理者没有顾及对方的颜面，会让对方从心里产生反感，从而将管理者的话当耳旁风，批评的目的没有达到，还让彼此间产生了隔阂，可谓得不偿失。

矛盾的产生既然是不可避免的，就要及时、妥善地解决。为了消除矛盾，含蓄是一种相当好的语言风格，管理者在处理矛盾时不妨灵活运用。培根曾说："交谈时的含蓄和得体，比口若悬河更可贵。"用这种"曲径通幽"的说话方式，可以让对方既明白你的意思，又为其保留面子。含蓄的语言风格，会让说话者和听话者适时避开尴尬和伤害。它可以辅以相应的神态和动作等，达到"意会"的目的。用含蓄的方式说话，可以避开易于激化的矛盾、可能会伤害或损坏对方和自己形象的问题。

当公司的员工对公司的一些制度等产生不满时，管理者要如何处理这些矛盾呢？员工有怨气，往往情绪冲动，理智常常为感情所左右。此时较好的方法是采用冷处理的策略，这是一种缓兵之计，可以缓解矛盾，赢得时间了解真实情况，寻求解决问题的方法。

在公司有一个老员工，针对每年评先进总是来来回回那么几个人的现象向管理者反映，情绪激动地说："我们这些人只会老老实实凭良心工作，不会表功。可是公司评先进也不能总是评那几个'荣誉专业户'，我们这些老员工难道就不先进了吗？"这时公司管理者给他倒了一杯茶，说："你的心情我理解。等我了解后一定给您满意的答复。"在他消气后，给出了解释。从这个故事当中，我们看到一个细节，那就是公司管理者亲自给这名员工倒了杯茶，这个举动，可以说给了员工面子，真的是想为他解决问题，而一句话又再次表达了自己处理问题的决心，两个举动，就给这名员工吃了一颗定心丸。

身为管理者在处理矛盾的时候，要多运用幽默，使人在善意的微笑中，揭露生活中的不通情理之处。在工作中遇到困难时，它往往可以化解难题；当遇到矛盾或者对立时，它可以消除烦恼。它使生疏的双方彼此亲近，也使亲密的朋友增添快乐。管理者应有意识地培养和运用生动幽默的语言，可以为协调关系、融洽和谐的工作气氛起到意想不到的积极作用，从而取得良好的效果。而在这个过程中，矛盾各方的面子都可以兼顾到。

幽默语言可以使我们内心的紧张和重压释放出来，化作轻松的一笑。在沟通中，幽默语言如同润滑剂，可有效地降低人与人之间的"摩擦系数"，化解冲突和矛盾，并能使我们从容地摆脱沟通中可能遇到的困境。作为现代企业管理者，不但要及时发现处理矛盾，还要在处理过程中，维护各方的面子，将矛盾化解于愉悦的氛围中。

 **小思考**

## 矛盾处理中的面子问题

1. 矛盾出现后，在化解时需要注意方式。直来直去的方式不但会伤害他人，也会让自己落个恶人的坏名声。

2. 任何一件事情的发生，都是双方作用的结果，单纯的一方错误是不存在的，因此，在化解矛盾时要了解事情的真相。

3. 幽默除了让人会心一笑外，还能开解心情，让所有的不愉快在幽默的言语中烟消云散。

# 第三节

# 有效激励，让员工自动自发

## 精神福利

企业为员工的发展提供平台，而员工也为企业的发展提供能量，企业与员工之间是互相依存的关系，因此，企业要为员工提供一些福利。这些福利既有物质的生活保障，又有精神方面的关心。

物质福利是员工服务的必备条件之一，相对于已经稳定的物质福利，员工更需要的是企业的精神福利。

众所周知，现代社会，生活节奏变快，竞争压力变大，在这种情况下，员工容易出现挫折感、丧失信心等不良心理状态。这些不健康的心理状态将会影响员工的工作效率和业绩，最终损害企业的经济利益。因此，为员工减压疏导，调整心态，增强其意志力就成为企业需要提供的精神福利。

### 1. 员工的心理问题

（1）老员工的职业倦怠

初入职场的人总是精力充沛，工作热情高，但在职场工作 3 年以上的老员工，对工作的态度就会发生一百八十度的转变。老员工在面对工作时，会时常提不起兴趣，对工作充满了厌倦情绪，那些曾经非常优秀的员工，工作效率明显降低，这一切的现象，都说明了一个问题：老员工面临职业倦怠的危机。

我们常用爱情来形容工作，在最初步入职场的阶段，是初恋，这时的我们也许什么都不懂，但却有一颗上进的心，并愿意为之付出，时间久了，就进入了情感转淡的阶段，这时的我们便开始对工作挑三拣四，原来的上进心、工作积极性随着时间的推移越来越少，逐渐丧失了工作热情，对工作敷衍了事，甚至产生更换工作的念头。

（2）外地员工的情绪郁结

一个人在外地，情感总是特别脆弱，尤其是当工作不顺利之时，各种情绪就会像火山一样瞬间爆发出来，精神萎靡不振，郁郁寡欢，或者脾气暴躁等情绪就像魔鬼一样，跟外地员工如影随形，这些负面的情绪让员工工作积极性不高，效率低下，最可怕的是这样的情绪会传染，处理不当，就会造成公司整体员工稳定性较差。

这样的情绪是工作中的困扰、压力得不到有效释放的结果。外地员工之所以更容易产生这样的情绪是因为，其主要的人脉关系不在本地，可以真正交心的朋友少之又少，业余生活也比较单调，甚至个人情感的变故都无人诉说、无人交流，在这种情况下，就会产生一种莫名的孤独感，心中的苦闷越来越严重，对家乡的一切都很想念，甚至想回到自己的家乡。外地员工的情绪郁结如果没有一个可以释放的渠道，将会影响到员工的工作表现和稳定性。

（3）新招员工的心理失衡

一名员工进入一个新的企业，需要一定的适应阶段，这是很正常的。但是，新招的员工工作积极性都会很高，当然，也会出现一些特殊的情况，比如，新招聘的员工对环境不适应，对企业有诸多怨言，入职后较短时间内工作积极性便迅速下降，试用期不满就选择离职。这些现象说明新员工的心理出现了失衡，他们在心中难以接受新公司的一切，从而产生"入错行"或者进错公司的想法。

企业与新招员工之间存在着工作环境，企业文化等方面的磨合过程。在这个过程当中会出现很多意外，比如，公司制度不符合员工的最初期待，公司的晋升机制要求太过严格等，这些问题因为涉及员工自身，员工就会格外敏感和关注，容易出现心理失衡的问题。而企业却忽视新员工的心理变化，没有及时地为其解答心中的不满或疑惑，新员工就会感到自己没有被重视，因此，就会产生离职的想法。

（4）整体员工的职业压力

生活在职场，就要面对职场的压力，这种压力并不是针对一两个人，而针对所有职场的员工，尤其是从事脑力劳动的员工，职场压力普遍过大，而这些压力对员工的影响则与员工自身承受压力的能力有关。

职场压力造就了很多心理问题，比如心情沮丧、疑虑重重、挫折感强、悲观失望等。如果这些心理问题得不到有效的解决，其症状就会进一步严重，引发一些精神疾病，比如焦虑症、忧郁症、适应障碍症、失眠等问题，人的精神是身体的向导，精神出现问题，身体也会产生一些疾病。

因此，如何有效地消除职业倦怠、缓解外地员工情绪郁结、解决新招员工的心理失衡以及缓解员工整体职业压力，已经成为企业管理者不得不面对的问题，这四种常见的问题，如果得不到有效的解决，最终都会影响到企业的生存和发展。

**2. 精神福利**

这四种问题是心理的问题，心病还须心药医，针对以上员工的心理问题，人力资源部门的管理者可为员工准备好以下"精神福利"，用这些福利来促进员工的心理健康，调动其工作的积极性。

（1）心理培训——提高整体员工心理素质

越是竞争激烈的环境，越需要进行心理培训。近几年来，员工的心理问题已经成为企业的一块毒瘤，不解决，就会影响员工的整体战斗力。现在，越来越多的企业已经将员工的心理培训当成一门必修的课程，用科学的方法解决员工的工作动机、心态、心理素质等一系列问题。通过定期开展心理培训，员工能够在培训中找到自我调节的方法。当遇到职业压力、职业倦怠等问题时，可以进行有效的舒缓和排解。

心理培训已经越来越受到企业的重视。武汉美的公司一年内四次请心理专家给员工进行心理培训，每次培训人数都接近两百人。TCL、实达公司等常年请培训公司开展心理培训，在世界 500 强中至少 80% 的企业为员工提供心理帮助计划。心理培训成为企业帮助员工解除心理压力、树立积极工作态度的一个有效途径。

（2）心理辅导——疏导个别员工心理困扰

心理培训是对企业员工进行的团体心理疏导，而心理辅导则大都是一对一的针对个人的心理咨询。与整体的培训不同，心理辅导更具针对性，如果心理培训是帮助员工树立正确的工作观和人生观，那么，心理辅导就是解决员工的个人心理问题。

这个辅导项目对很多人而言并不陌生，最常见的方式就是找心理咨询师聊天，在心理咨询师面前，员工会卸下所有的面具，毫无顾忌地宣泄自己的不满情绪，甚至还可以讲一些工作以外的感情变故。平时藏在心中的话都说出来，整个人就会变得很轻松，而心理咨询师也会适时地进行疏导，让员工的心理问题得到解决。

（3）心理宣泄——合理释放工作压力

心理宣泄分为两类：不良心理宣泄和良性心理宣泄。不良心理宣泄往往危害社会和家庭，甚至表现出杀人、伤害等违法犯罪行为。而良性心理宣泄，则有利于不良情绪的减轻和消除。

员工是企业的一员，企业要为员工提供一些适合的心理宣泄渠道，让他们在这些渠道中释放出积累的工作压力。比如，有的企业会定期组织员工旅游，用亲近自然的方式舒缓因压力而纠结的情绪。

对那些长期在职场工作的员工而言，精神福利的重要性多于物质，企业管理者既要了解员工的心理健康问题，也要有针对性地解决，否则，员工的心理健康问题将会成为企业的一颗不定时炸弹，一颗炸弹爆发的威力也许不会对企业产生影响，但心理问题在员工当中有一定的传染性，一旦部分员工的心理问题同时爆发，将会严重影响企业的运营，因此，企业的管理者要为员工提供精神福利，让员工用一颗快乐的心去工作，去生活。

小思考

## 为员工进行心理辅导

1. 当员工在工作当中面临压力又无法解决时，企业为了员工能够更好的工作就要为员工解决心理问题。

2. 每位员工的心理问题都不同，但却具有一定的方向性，因此，企业可为员工提供一些精神福利，让员工多参加一些关于心理方面的培训，让他们可以正确地处理所遇到的心理问题。

3. 企业要为员工提供一些释放压力的渠道，让员工走完这个通道后，可以回归平静的自己。

# 激情，让员工永不懈怠

在现实中，企业管理者会适时的进行演讲，演讲的目的是为员工上一堂可以激励斗志的课程。怎样的演讲才能打动人心，这是很多企业管理者思考的问题。我们知道，在企业当中，管理者起到龙头的作用，是企业的核心和凝聚力，如果企业的管理者无法做到引领员工完成企业发展目标，这样的管理者无疑是失败的。

作为企业管理者，要鼓舞员工士气，让他们相信，只要大家努力，就一定会有更好的发展。召开大会，是企业管理者常用的鼓舞士气的途径。拥有好口才的管理者，会在大会上说一些充满激情的话，他的话能够起到振奋精神，坚定必胜信心和决心的作用。

管理者讲话的目的，是为了让下面的员工更好地执行出台的政策，制定的措施，让员工有一个明确的努力方向。而在实际的实践过程中，要将所有的纸上的东西变成员工自觉的行动。这种转变在企业管理中是最困难的。没有员工的积极投入，任何目标都将变成空谈。而员工的行动，要靠管理者去宣传发动。这就对管理者口才提出了更高的要求。

　　管理者讲话需要注意的方面有很多，但无论如何，都要付诸激情，在平静的话语中，让员工感受力量，这就要求企业管理者注重对语言的修炼，充分调动起员工的热情，让他们按照讲话的要求去做。

　　服装市场竞争激烈，很多服装厂都在残酷的竞争中退出了时代的潮流，有一个连年亏损的服装厂也面临这种危境，在这种情况下，厂长决定召开一次会议，在这次会议上，厂长一改往常中规中矩的作风，他首先向员工道歉，说因为自己的管理不力，导致服装厂面临危境，接着，他说起了服装厂的发展史，最后含着眼泪向员工鞠躬，感谢员工对服装厂多年不离不弃。很多员工在工厂工作多年，有着深厚的感情，厂长的话让他们想起了曾经共同奋斗的日子，最后，一名老员工站起来，表了态，他说，服装厂虽然面临危机，但比起初创业时，各方面条件都要好得多，他相信，只要大家共同努力就一定会渡过这个难关。之后的事情，相信很多人都能够猜到，一个拥有好的士气的员工队伍，可以挡住任何洪水的冲击。公司的员工按照厂长的交代，积极参与服装设计，同时，运用自己的关系，为服装厂找订单。让这样一个在生死线上挣扎的服装厂，短短一年便扭亏为盈，焕发生机。

　　从上面的例子，我们不难看出，一个好的管理者能够运用语言的力量，即使面对员工，也能投入激情和感情，让员工在不知不觉中受到感染，心情随着演讲而不断起伏。

　　身为企业管理者，在演讲时，不必有多么华丽的语言，最朴实、最具感情的语言往往能起到意想不到的效果。有的企业管理者总是善于利用具有感召力的语言艺术去工作。

　　如果把企业经营比喻成一部长篇电视剧的话，那么，企业管理者就是电视剧的主角，员工和他所接触的人就是配角，只有主角和配角充分互动，才能让整个电视剧深入人心，更容易引起共鸣。

　　激励员工的方法有很多，管理者可以根据企业的实际情况采取不同的感召方法。比如，当企业面对强大的竞争时，可以采取压力激励法，当面对优秀员工时，为调动其积极性，不妨给予充分的信任，用各种成功的榜样激发其进取奋斗的决心。方法有很多，就看企业的管理者如何运用，不同的方法，用到不同的人身上，会有不同的效果，因此，作为管理者了解自己的员工，是重中之重，同时，这也是调动员工积极性的前提。

现在，越来越多的管理者都了解了一副吸引人、折服人、教育人、感召人、激励人、影响人的口才，对自身和企业是多么重要。一个拥有好口才的管理者，不但能在建立人际关系中体现出自身的能力、人格、素质等方面，还能达到预期的工作目标，同时口才的好坏可以间接体现企业管理者影响力大小。现代企业的管理者在工作过程中，清楚地认识到了口才的威力，因此，越来越多的企业管理者将时间投入到研究语言艺术当中，在实践过程中，不断完善自己的口才。

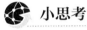 **小思考**

### 积极暗示的心理作用

1. 从本质上来说，积极的暗示是一种心态的自我调节，可以让员工逐渐走出负面情绪的影响。

2. 积极的暗示可以让员工有更广阔的发展空间，激发其内心深处的自我效能感。

# 多看到员工的优点

在人生当中，最难的就是自我超越，而一个成功的企业管理者会激发下属的工作积极性，使其更好地在本职工作中做出贡献，在工作中看到自己的价值。身为企业管理者就要运用赞扬来激发下属自我超越的欲望，这个办法在激励员工中是最行之有效的。

现代企业的很多管理者，往往看不到员工身上的优点，只是不断寻找不足，这种做法，自然看不到员工身上的闪光点，同时，也没有办法从内心深处对下属进行赞扬。这样的管理者是无法真正激发出员工的潜力的。也无法将真正的人才留住或挖掘，时间一长，必然会影响企业的发展，从而让企业因没有人才而逐渐衰落。

其实任何人都有优点和缺点，如何看待一个人的优缺点，尽管有客观的评判标准，但与观察者看人的角度也有相当的关系。如果用灰暗的心理看人，从人的短处着眼，那么看到的自然是缺点多于优点，短处多于长处。如果换个角度，用积极的眼光看人，从人的长处着眼，那么所能看到的一定是优点多于缺点，长处多于短处。对于一个高明的企业管理者来说，应善于挖掘部属身上的闪光点，激发他们的才智，为我所用。

这是管理者用人的智慧所在。看到别人的长处，是每个合格的管理者应具备的慧眼。作为一名企业管理者，要学会多看多用下属的长处，予以发扬，并创造良好的条件让其得到充分的发挥。

某企业有一位部门经理，最近他的部门调来一个名叫王海的人，他在同事眼中是一个时常迟到、工作不努力、自以为是的人。最初，这个经理也曾向管理者建议调他到别的部门，但管理者没有同意，事情就这样放了下来。这个经理在观察了一段时间后发现，王海虽然迟到，但工作效率极佳，而且成品优良，在质管部门都能顺利通过。经理对王海又有了一个新的认识，对于他的迟到和早退都没有开过口，反而微笑着打招呼，经理的态度让王海有些不安，于是他一改往常迟到的作风，准时上班，这时的经理只是更热情地打招呼，然后对他说："谢谢你今天准时上班，我一直期待这一天。这段日子以来你的成绩很好，算是单位的冠军呢！你工作速度很快，才能出众，真是一流的技术人才，有很大的潜力，但为了你的前途我觉得你应遵守纪律。"

从此以后，王海几乎判若两人，在各方面都表现得十分出色，经理的赞扬和包容让王海脱胎换骨，开始了新的工作生活。试想一下，如果经理没有看到他的长处，没有一颗包容之心，那么王海可能会因迟到早退而丢掉工作，公司也会因此损失一个真正的人才。

人无完人，每个人都会有缺点，但也会有长处，赞扬可以让一个人改掉缺点，发挥潜能，从而更好地做好本职工作，这是一个企业管理者有效地激励下属的最好方式。

赞扬是勇往直前的最好动力。在每个人的生活中，都离不开赞扬，这是人们心理的一种基本需求。在生活和工作中，我们也常会看到一些自卑、谨小慎微、猜疑心重的人，这样的人往往是因赞扬所致。赞扬是一个人自信的来源，赞扬对人的一生影响巨大，它就像一缕阳光，让人们在黑暗中看到希望，指引人们不断前进（见图3）。

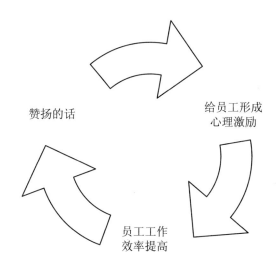

赞扬的话

给员工形成
心理激励

员工工作
效率提高

**图3**

每个人都不是圣人，不可能所有的事情都亲力亲为，这是不现实的，那么作为企业管理者要想提高工作效率，就要让下面的员工尽心尽力地工作。赞扬是一把调节器，它可以让员工恢复对工作的热爱和自信，相信自己是最适合这个岗位的。现代企业管理者要善于发现下属身上的长处，这种做法，不但能让下属归心，同时，还能让下属感受到你的重视，在以后的工作中会更加卖力表现。

赞扬是一种内心深处的品质，是一个人修养和品德的体现，学会赞扬下属，也是企业管理者应具备的管理艺术，同时，也是作为现代企业管理者应有的用人原则和方法。在这个原则的指导下，企业管理者会发现更多的人才，同时，也会让员工从内心深处对你产生信任。毫无保留的信任，会成为企业发展的无形资产，让企业在无情的市场竞争中越走越远。

 **小思考**

## 说好话对员工的影响

1. 每个人都希望得到赞扬，一个懂得员工心理的管理者，可以用赞扬达到激励员工进步的目的。

2. 每个员工都有潜能，得体且适时的赞扬，有利于员工激发出自己的潜能。

3. 赞扬员工，不但能让员工获得认同感，同时，还能加强员工对企业的归属感。毕竟，任何一个人都希望自己得到重视，有些时候，物质达不到的目的通过赞扬就可达到。

# 第四节

# 加强员工心理管理与培训

## 加强员工心理素质修炼

员工的心理素质培训应成为企业的一个重要的培训项目，它与员工的技能培训一样，对员工个人发展起到推动和促进作用。

### 1. 优良的心理素质标准

优良的心理素质有 10 个标准，即自知、自尊、自信、自强、自制、关爱、诚信、责任、双赢和宽容。

（1）自知

顾名思义，就是全面的认识自己。每个人在对自己进行评价时，都会站在主观的角度去考察和看待自己，这样的自知是片面的，心理素质优秀的人会从他人的评价中，结合自我的认知，给自己一个全面而客观的评价，做到真正地了解自己。

（2）自尊

自尊这个词的后面往往跟一个心字。自尊心是每个人与生俱来的，上至看透人生的老人，下至还在学走路的孩童都有着一颗不容他人侵犯的自尊心。

（3）自信

一个自信的人是一个充满魅力的人，这种人往往与成功的关系最近，因为他们相信困难是暂时的，当一切过去后，阳光就会出现。这是一种希望，也是一种自信。

（4）自强

我们要想在职场当中走得更远，不能依靠他人，要从自己的内心做个强者，让自己在困难和挫折面前一样昂首阔步。

（5）自制

一个人的自制能力如何，往往决定着一个人的最终发展方向，一个自制力差的人，往往会因冲动而失去冷静的判断。冲动是魔鬼这句话一直是至理名言。

（6）关爱

员工的关爱心理不仅要体现在他人身上，还要运用在自己身上。有些员工在工作当中十分关注他人的感受，会因他人的感受而委屈自己，这种关爱是片面的，也是短暂的，员工只有既关爱他人，也关爱自己，才能将这份关爱心理传递下去。

（7）诚信

诚信一词多用于经商，在商场中，诚信关系着企业的生存。在职场当中，诚信关系着个人的发展。一个有诚信的人，会得到同事与管理层共同的信任，这份信任足以让他登上更高的位置。

（8）责任

在职场当中，相信没有比责任一词更适合形容员工的潜力了，有责任心的员工做事有头有尾；而没有责任感的员工，无论处理什么事情都会有遗漏，两者相比较而言，责任心强的员工更易受到重视和重用。

（9）双赢

有些员工做事情喜欢做绝，这种心理本身就有问题，我们在做任何事情的时候，都要以双赢为原则，既满足对方的要求，又完成了自己的使命。

（10）宽容

这是现代社会最缺少的一种心理，得理不饶人的现象普遍存在，宽容这种心理是打好人际关系的基石，有了它，员工就可顺利地盖起人际关系的大楼。

对员工实施心理素质培训，这10个方面的内容是必备的，培训这些内容可以让员工有一个良好的自身素质修养，用正确的态度去面对职场和生活。

在心理素质培训过程中，对人生与成功的深刻理解也是其中的一个主要课题。

在员工的心中，有着对成功的执着追求，正是这份追求，让他们在职场当中不断地打拼，但有些员工却对成功有一定的误解，认为成功就是赚取最多的财富。从本质上来讲，这是对成功一词的误解。

在真正成功人士的心中，成功就是不断自我超越，是人类的一种本能。在追求成功的过程中，实现了自己的价值，这才是成功的意义所在，而财富是成功的伴随品。

如果员工将成功与财富之间画上等号，那么，就有可能为了得到财富而选择用一些非法的手段，很容易引诱员工走上歧途。

**2. 心理培训的内容**

身在职场中的员工，生涯心理培训也是重要的培训内容，这项培训主要针对员工的职业生涯进行辅导，让员工认清哪些问题是自己职业生涯中必须解决的。

员工的生涯心理培训包括8个方面的内容。

（1）认知自我

在员工的优良心理素质当中，也有一项自知的培训，两个不同方向的心理培训出现同一个培训内容，只说明了一个问题，那就是认知自我是心理培训的第一项，因为只有充分了解自己，才能为自己的成功选择对的方向。

（2）明确人生使命

我们每个人生活在这个世界上，都要有一定的使命，比如，有的人钻研科学，有的人教书育人，有的人创办实业，无论哪一种人，在做这些事情的时候，都带着一种使命感。

（3）建立人生目标体系

目标是我们前进的动力，没有它，我们在前进的过程中就会容易迷失方向。

（4）找寻导师与标杆

这是榜样的力量，在企业当中，每到年末就会评选出一些劳动模范，这类的评选一是肯定员工对企业的贡献，二是为企业的其他员工树立榜样。

（5）明确、建立、整合观念和态度

一个人的观念和态度决定了一个人的工作方式和生活方式，比如，有的人喜爱享乐，这类人，在工作方面的投入不会太多，反而轻松的旅游、做一些休闲的活动才是他们的最爱；也有的人视事业如生命，每天都在为事业拼搏，却从未停下来享受一下拼搏的成果，这两类人的观态和态度都有缺陷，正确的态度应是一边享受工作，一边享受生活。

（6）明确、建立、整合资源

在员工工作的周围，有很多可运用的资源，这些资源如果充分利用起来，将会对员工的职业生涯起到极大的帮助作用。员工需要做的工作就是发现并整合这些资源，将其能量运用到工作当中。

（7）制订切实可行的计划

也许每个员工的心中都有一份对自己未来的计划，但这份计划的可行性有多高，还值得探讨，有些员工总是喜欢拿一些无法实行的计划来自欺欺人，其结果只能是别人看得可笑，自己深受其害。

（8）不断追求卓越

超越的感觉是每个员工所向往的，但超越的第一步就是有一颗不满足、不断追求卓越的心态，在这份心态的引导下，员工才能看到更远的前方，职业生涯之路才能越走越好。

员工心理素质培训的内容是多方面的，总体来说，涉及员工的心态、职业生涯等方面，每方面的内容都十分丰富，能够帮助员工解决因工作压力而产生的不满、受挫、对未来迷茫等心理问题。

企业管理者要将员工的心理素质培训落到实处，尽可能地让每一位员工都有机会重新认识自我，了解自我，解决所遇到的心理问题。

 **小思考**

### 心理素质培训的重要性

1. 心理素质已经成为员工能否有效提高工作效率的关键。

2. 企业的心理素质培训既是员工的一种精神福利，也是企业提高员工素质的主要方式。

3. 事实证明，员工的心理素质与其个人发展密切相关，而员工的个人发展情况，则决定了其在企业当中的作用，因此，心理素质越好的员工，对企业的贡献值就会越大，反之，则会越小。

## 企业员工心智成熟度训练

每个人的一生都是一段艰辛的旅程。在这段旅程当中，成长的不仅仅有年龄，还有心智。我们可以拒绝任何东西，唯独不可以拒绝成熟，尤其是心智上的成熟。

在职场当中，很多员工在遇到事情时，就表现出了心智不成熟的一面，比如，规避问题、逃避痛苦，以辞职等方式来表达自己心中的不满与怨恨。这些行为都是心智不成熟的表现。

企业员工心智成熟需要时间和生活阅历的积累，但事实上，企业和个人都付不起这样的时间，那么，有什么办法能让员工心智走向成熟呢？企业为员工找到了答案，即进行心智模式培训。

心智模式一词，很多人都感到陌生，其实它是指人们的思想方法、思维习惯、思维风格和心理素质的反映。一个人的心智成熟的获取方法是多种多样的，可以是从小到大的所见所闻，也可从书本、老师、朋友们讲的故事当中获得。我们常说，每个故事的背后都有一段感动或道理，我们需要做的就是将这份感动或道理吸收，为己所用。因为，每个人的心智模式与成长环境密切相关，而每一个人的成长环境不一样，心智模式也不一样。

## 1. 心智模式的特点

（1）根深蒂固

这就是我们所说的江山易改，禀性难移。一个人身上的一些特质是不会轻易改变的，比如，有的人任性，有的人脾气暴躁，有的人喜欢嘲讽他人，这些特质在人的成长中已经形成一种习惯，想要改变有些困难。

（2）自我感觉良好

每个人对自己的喜爱都多于他人，但有的人对自己的感觉特别好，总是挑剔他人的毛病，却唯独对自己身上的缺点视而不见。自以为是，说的就是这类人的心智模式。

（3）每个人的心智模式都有缺陷

金无足赤，人无完人，在这个世界上生活的每一个人，无论他是别人眼中的成功者还是完美无缺者，其心智模式都有不同的缺陷。这个世界不存在真正完美的人，每个人都有需要改善的心智模式缺陷。

（4）心智模式的时效性

一个人的认知总是随着成长共同进步的。心智模式也同样如此，比如，坦诚这种心智模式，在少年时代，这是一种值得提倡和宣扬的心智模式，但在参加工作以后，无限制的坦诚只会为自己惹来无尽的麻烦，让自己对人性越来越失望。因此，随着时间的推移，人的心智模式是有时效性的。

## 2. 心智成熟的标志

那么，究竟怎样的心智模式才是成熟的呢？心智成熟有五方面的标志：

（1）正确地认识自我

在职场当中，有三类员工无法正确认识自我。一是认为所有人都比自己强的自卑者；二是认为所有人都没有自己行的自负者；三是认为包括自己在内，所有人都不行的自卑＋嫉妒者。这三种类型的员工心智都不成熟，真正的心智成熟员工会充满自信，正确客观地看待自我。

（2）正确应对挫折

每个员工都会面临这样或那样的挫折，心智不成熟者与成熟者表现有很大的差异，心智不成熟之人会逃避挫折，对人生产生诸多抱怨，而心智成熟者则会冷静地面对事实，运用自己的头脑去积极地解决问题。

（3）认识他人

人际关系是我们走向社会，认知社会的重要渠道。在与人交往的过程中，我们可以取人之长补己之短，保持良好心态，使自我发展更有效。同时，良好的人际关系能助我们快速地打开事业的大门，是我们可善于运用的一种资本。

（4）用积极的心态认识社会

每个人对社会的大环境都有一个自己的评价，从对社会的评语当中，我们可以看出一个人的心智是否成熟，如果一个人能够用积极的心态去看待社会，那么，这个人就是主动的，坚信付出就有收获的心智成熟之人，这种类型的人不会计较一时的得与失。反之，如果一个人对社会的评语充满了负面的情绪，那么，说明这个人的心智还不够成熟，还有待改善。

（5）明确自己的人生目标

明白自己想干什么、能干什么，选好方向。

企业管理者可依据这五方面对员工的心智模式进行培训，让他们知道，究竟怎样做才能更好地应对工作和生活。

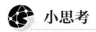 小思考

## 员工心智培训的意义

1. 员工的心智成熟度影响着员工在企业当中的表现。

2. 心智反映了一个人的思想状态。众所周知，思想决定行动。

3. 心智模式培训能更好地帮助员工找到自己的位置，使其从容地面对生活和工作。

# 员工积极心态培训

在生活中，我们会遇到各种各样的人，在对待事情上面，也有着各式各样的方法，有的人会用积极的心态去面对，有的人会选择逃避，有的人则会不断地抱怨。无论哪种方法，根本的原因都在于个人的心态。

人生在世，不可能事事顺心如意，当事情的发展不在我们预定的轨道的时候，我们该用什么心态去对待？是积极的，乐观地去面对，还是消极地、抱怨地去处理呢？选择了不同的心态，也就选择了不同的结果。你认为自己是什么样的人，就将成为什么样的人。烦恼与欢喜，成功和失败，仅是一念间罢了。

在企业当中，员工的心理健康问题近几年来深受企业管理者的关注。为了解决员工的心理健康问题，企业管理者引进了针对员工的积极心态培训。旨在让员工通过这些培训课程，在工作和生活中建立一个阳光的积极向上的心态。

员工的积极心态培训主要包括以下几方面：

## 1. 学习的心态

我们知道，学习是为了给自己补充能量，有入才有出。现代社会是知识经济社会，如果不想被时代所淘汰，就要不断地学习，为自己充电。学习不仅包括学习书本上的知识，还要善于思考、善于分析、善于整合。要多了解新的知识，即使我们没必要去深入研究，也要有所涉猎，只有这样才能创新。

一个善于学习的员工在企业当中更具竞争力。良好的学习心态可以促使员工不断地进行自我调整，他们会将所学到的知识运用到工作当中，边工作边学习，形成一个良性循环。

拥有学习心态的员工不会被社会所淘汰，相对于其他沉溺于消极心态的员工，学习型员工更受企业管理者的青睐和重视。

## 2. 归零的心态

就是重新开始。有很多人在有了一定的阅历后，发现自己所从事的行业并不是自己的最爱或者自己无法在这个行业当中走得更远，于是放弃了自己现有的事业，将一切回归到原点，拥有这种心态的人往往是一个拿得起，放得下，很乐观的人。

记得有这样一个故事。有一个商人，积累了很多财富，但不幸的是，一场金融危机让他20年的辛苦全部付诸东流，他很难过，认为自己的人生已经没有了希望。于是他来到了河边，想用死来解除自己的痛苦。在河边，他碰到了一个年轻的姑娘，这个姑娘因失恋而对生命没有眷恋。这个商人不忍心一个年轻的生命如此消失，于是劝道："人生就是这样，错过了一个精彩，还有另一个精彩等待我们，没什么大不了，从头再来而已。"经过一番话语，他劝服了那个姑娘，也劝服了自己。

当一切已经无法挽回的时候，我们要做的就是让自己的心态归零，从头再来，人生也会有另一个精彩。

## 3. 乐观的心态

事物永远都是两方面的，乐观的心态看到的永远是事物好的一面，而悲伤的心态只看到不好的一面。当我们遇到一件事情的时候，用乐观的心态就能把坏的事情变好，而用悲伤的心态能把好的事情变坏。天上不是没有太阳，只是你总低着头。沙漠也不是没有绿洲，只因心中没有绿洲。所以，任何事物都有两面性，就看我们用什么心态去面对。

一个老太太有两个女儿，大女儿嫁给一个开雨伞店的，二女儿家是开洗衣店的。这样，老太太晴天怕大女儿雨伞卖不出去，雨天又担心二女儿家衣服晒不干，整天忧心忡忡。后来，有人对老太太说："老太太，您真有福气，晴天二女儿家顾客盈门，雨天大女儿家生意兴隆。"老太太仔细一想，还真是！从此，这位老人每天无忧无虑，过得十分快乐。

在职场中打拼的人，经常会遇到两难的事情，如何处理，首先要看我们如何去对待，比如，领导交给我们一项比较困难的工作，如果用乐观的心态去看待，这说明领导重视我们；但如果用悲伤的心态去看待，会认为是领导故意为难自己。同一件事，用不同的角度去看，就会得到不同的结果。

### 4. 付出的心态

生活中，每个人都想得到，却不愿付出，其实付出是一种因果关系。通常来说，付出的心态是老板心态，是一种舍的心态。要知道，凡事有舍才有得。

职场中人都应明白付出的意义，没有付出永远不会有收获，这种付出并不单单指工作上的付出，还指人与人之间的付出。在拓展自己的人际关系网时，我们需要付出时间、精力和真诚，缺少哪一样付出，我们的人际关系网都无法建立起来。

### 5. 坚持的心态

有很多人都无法成功，原因是什么呢？其实不成功的原因很简单，只有两个字，就是坚持。顺境的时候，每个人都会坚持，但一旦遇到逆境，就会有90%以上的人选择放弃，这也是为什么成功的比例很小的原因。

小李在一家公司做销售代表，他在与客户接触前，会尽可能地做足功课，在与客户接触中会认真观察客户的反应，对于客户的拒绝，他有足够的心理准备，不生气，也不着急，还是一次又一次与客户交流和沟通，结果依靠这种坚持的心态，他的业绩一直在公司名列前茅。

坚持是一种成功者必备的积极心态，一个成功的人必是一个不轻言放弃的人。企业中的员工，也要有成功者的这种心态，唯有如此，才能在自己的工作岗位上做出突出的贡献。

### 6. 合作的心态

合作这个词，我们并不陌生，它是一种境界。联合起来的力量是巨大的，而成功就是把积极的人组织在一起做事情。

随着社会分工日益细化，让团队这个词越来越突出。在团队当中，首重合作，一个不懂合作的员工是无法在社会上生存下来的，也无法在企业中取得发展。在现代社会当中，合作的心态是一种积极的心态，是取得成功和成绩需要具备的心态。在职场当中，拥有合作心态的员工，更容易被同事接纳和认可。

### 7. 谦虚的心态

每个人的身上都会有缺点，也会有优点。谦虚是人类最大的成就，是一项良好的品德。谦虚的人更容易得到尊重，毕竟没有人喜欢自大的人。

### 8. 自信的心态

自信是员工立足职场的根本。拥有自信，才能拥有属于自己的事业。在企业当中，自信是一种工作态度，也是一种人生境界，自信的人可以乐观的面对困难、面对挑战，用一颗坚定而不服输的心去面对工作中的一个又一个挫折的考验。

在企业当中，员工的工作具有极大的压力，在这种情况下，负面情绪容易乘势而起，而管理层如果能够定期地为员工进行积极心态方面的培训，就会让员工在工作当中保持一个积极的心态，同时，当消极心态来袭时，积极心态培训就会发挥出作用，将消极心态消灭于萌芽状态。

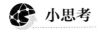 **小思考**

## 成功与积极心态

1. 每个人都想成功，但真正的成功者，有好心态是前提。

2. 每天生活在阴暗中的人，根本无法享受到阳光的温暖，因为他们将自己的心交给了黑暗。

3. 积极的态度是成功的主导因素，员工的积极心态培训，可以让员工深入了解积极心态对成功的影响与作用，从而愿意为最终的成功而保持一个积极向上的心理过程。

# 员工情商培训与修炼

戴尔·卡耐基曾说："一个人的成功，85%靠的是情商，15%靠的是智商。"心理学家们普遍认为，情商水平的高低对一个人的成功有着重大的影响，很多时候其作用甚至要超过智商的作用。

情商主要是指人在情绪、情感、意志、耐受挫折等方面的品质。总的来讲，人与人之间的情商并无明显的先天差别，更多与后天的培养息息相关，是近年来心理学家们提出的与智力和智商相对应的概念。

在诸多研究情商的专家中，丹尼尔·戈尔曼是比较著名的一位，他是哈佛大学心理学博士，曾四度荣获美国心理协会（APA）最高荣誉奖项，20世纪80年代即获得心理学终身成就奖，并曾两次获得普利策奖提名。此外还曾任职《纽约时报》12年，负责大脑与行为科学方面的报道；畅销著作有《情商》《工作情商》等。

丹尼尔·戈尔曼认为情感智商包含5个主要方面：

### 1. 了解自我

监视情绪时时刻刻的变化，能够察觉某种情绪的出现，观察和审视自己的内心体验。它是情感智商的核心，只有认识自己，才能成为自己生活的主宰。

这是员工各方面心理培训的一个前提，情商培训也不例外。在我们的人生当中，最大的敌人始终是我们自己，只要了解了自己，才能战胜自己，激发自己的潜能，从而完成自我的蜕变。

在每个人的身上都会有优势和劣势，聪明的人善于隐藏自己的劣势，发挥自己的优势，这样的人留给他人的印象是美好的、有能力的。所以每个人都要认清自我的优势与劣势，以便在职场有更好的发展。

那么，要如何做，才能正确了解自己的优缺点呢？

　　首先，我们可以交些知心朋友，让朋友为我们指出自己的优点和缺点。其次，我们可以从第三者的角度观察自己。当我们在做一件事情之后，进行自我反思，从中找到自己的优势和弱点。最后，我们可以与别人做比较，把从别人那里看到的优缺点与自己进行对比，发扬优点，改正自身的不足。通过这些方法，我们也许就能认清自己的优势和弱点所在，在工作中扬长避短，发挥自己的才能。

### 2. 自我管理

　　调控自己的情绪，使之适时适度地表现出来，即能调控自己。

　　当我们了解了自己之后，就要对自己进行管理。这种管理是多方面的，但其核心就是让自己处在冷静、自制当中。一个人如果遇事就以冲动来解决，那么说明这个人的情商指数偏低。

### 3. 自我激励

　　在职场当中，员工会依据工作的需求，主动调动自己的能量，保持对工作的热情和冲劲。自我激励主要针对我们的心理，让我们的内心在遇到困难时，仍能走出低潮，重新出发。

　　在自我激励的方法当中，有一种叫作暗示的方式，这种方式可以让我们尽快地走出低谷，重新面对阳光。

　　　有一位王子，长得十分英俊，但却驼背，这个缺陷让王子非常自卑。他在没人的时候常常想，即使不做王子，也不要驼背。老国王对王子非常的疼爱，看到王子这样自卑，老国王的心里很难过。于是他决心利用一种"信念疗法"来治愈王子的驼背。有一天，国王请了全国最好的雕刻家，照着王子的样子刻了一座雕像。按照国王的指令刻出的雕像没有驼背，而是直挺挺的。国王命人将此雕像竖立于王子的宫殿前。王子看到了这个以他为模型的雕像，感到十分惊讶。老国王慈爱地对王子说："孩子，这就是以后的你，一个挺胸直背的王子!"在经过了几个月之后，百姓们都说："王子的驼背不像以前那么严重了。"王子听到这些话很开心。

从那之后，王子对自己的姿态更加注重，无论坐、站、行，甚至睡觉，都要竭尽全力去做到"挺直，挺直，再挺直!"就这样，经过了很长一段时间，奇迹终于出现了，王子的驼背竟然不药而愈。

暗示的方式能够调动起人们内心对美好的追求和渴望，是一种有效的自我激励方式。

### 4. 识别他人的情绪

职场中的每个人都面临着工作的压力，因此，情绪人人都有，情商高的人往往能通过他人的细微表情，而对一个人当时的情绪进行合理的判断。敏感地感受到他人的需求与欲望，这是与他人正常交往，实现顺利沟通的基础。

### 5. 处理人际关系，调控自己与他人的情绪反应的技巧

人际关系是一门非常复杂的学问，很多人都不会处理人际关系，这是因为，他们无法控制自己的情绪，更没有办法调控他人的情绪。人际关系处理不清楚的人，在情商方面的成绩都不会太理想。事实证明，情商高的人对情绪、情感的控制程度高，能够客观辩证地看待人和事、说话办事入情入理，具有很强的人格魅力。而情商低的人往往冲动，在与人交往中表现得令人生厌。情商与人际关系间存在着微妙的联系。

在现代社会中，情商已经成为事业发展的一个有利条件，情商对一个人的影响力超过了智商。企业对员工进行情商培训的目的就是让员工能够很好地处理上面5个方面的情感智商。

员工的心理素质也与其情商有一定的关系，情商越高的人，心理素质越高，在遇到事情时的反应就越冷静，反之，情商越低，员工的心理素质就越低，冲动的系数也会随之增高。

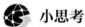 小思考

## 情商的重要性

1. 情商包含了一个人的品质，这些品质当中，就包括我们所说的心理

素质和面对问题的处理方式等。

2. 一般而言，每个人的情商在最初阶段是没有差别的，但后天的经历与对情商的认知会令每个人的情商都附上很多个人色彩。

3. 事实证明，那些遇事冷静、面对挫折从容的人都是高情商的人，这样的人离成功最近。